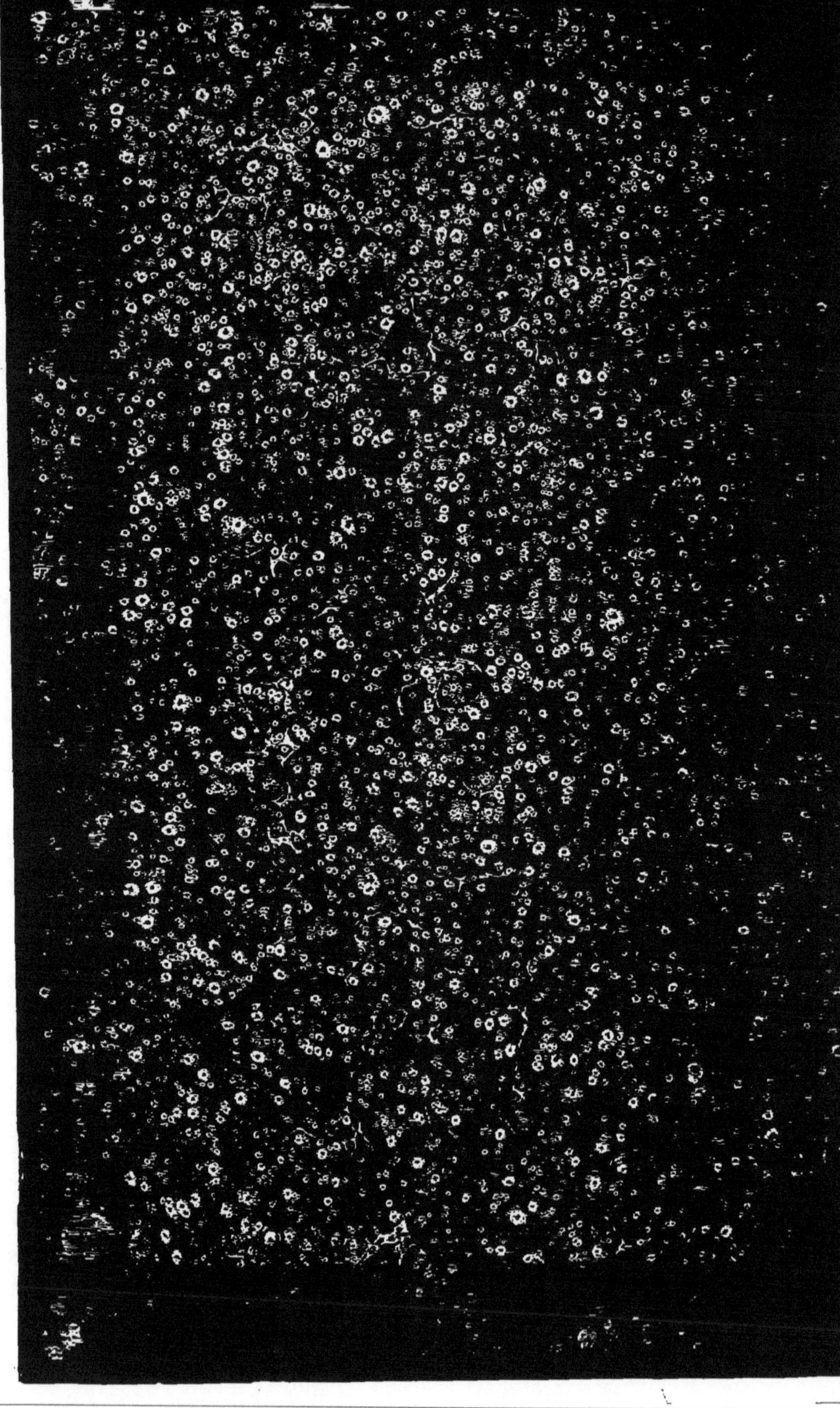

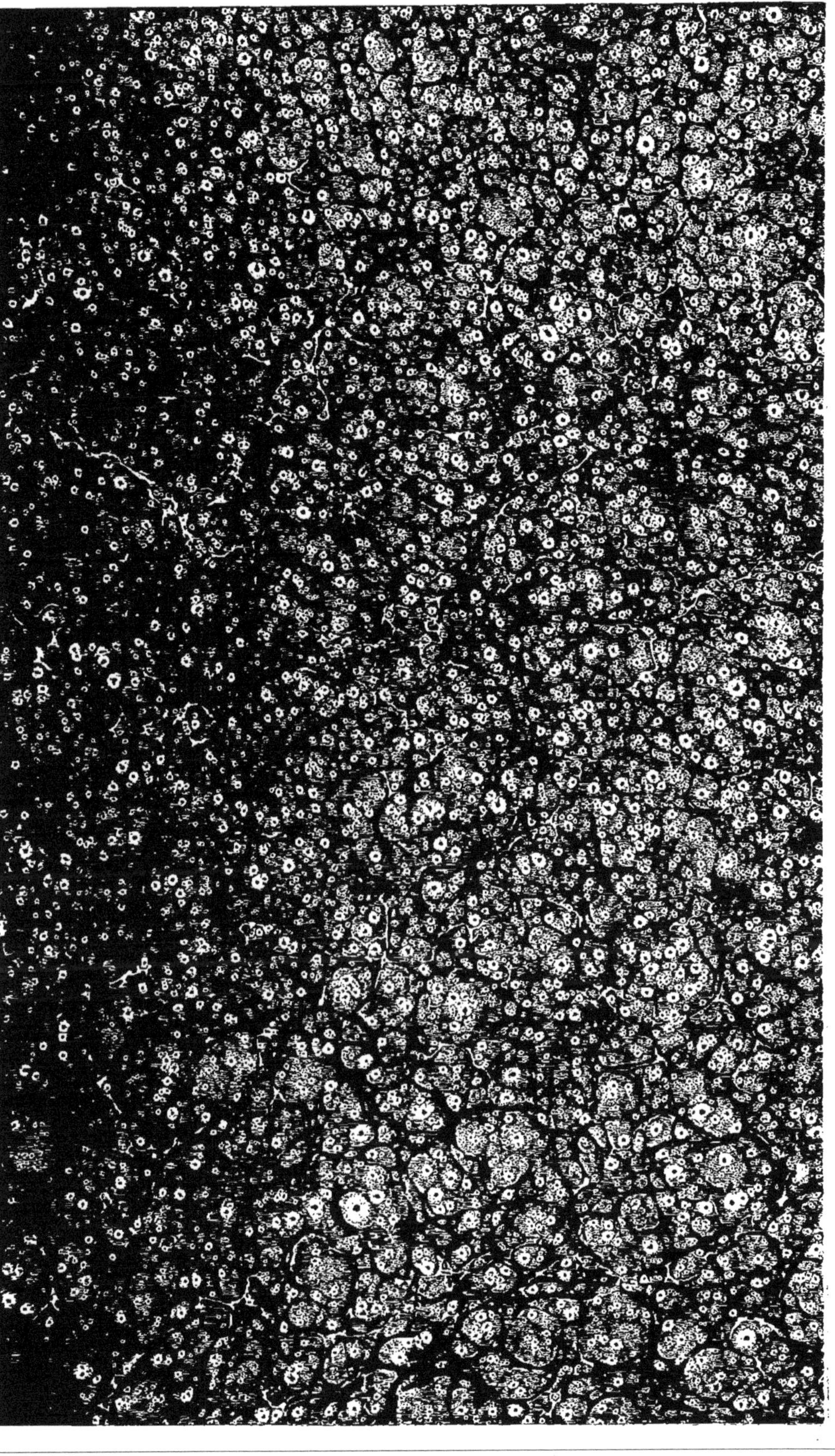

COUP D'ŒIL

SUR LA

TOPOGRAPHIE PHYSIQUE ET MÉDICALE

DU DÉPARTEMENT DE LA CORRÈZE,

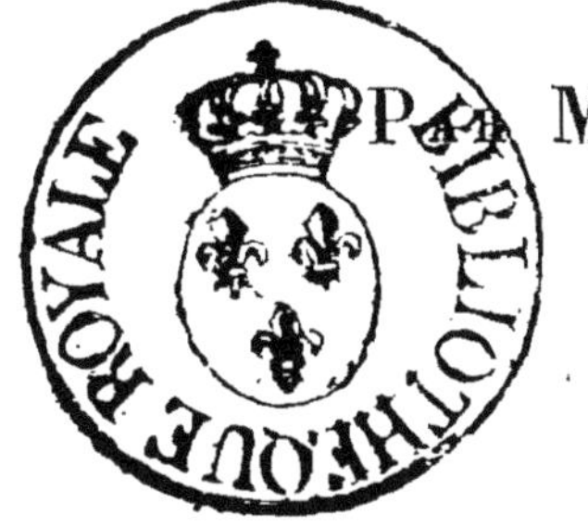

PAR M. VIAL, D. M. P.

Topographie physique.

Le département de la Corrèze est situé au premier degré, longitude occidentale de Paris, et au quarante-cinquième degré de latitude. Il est borné au nord par les départemens de la Haute-Vienne et de la Creuse; à l'est, par ceux du Puy-de-Dôme et du Cantal; au sud, par le département du Lot; à l'ouest, par celui de la Dordogne. Il est divisé en trois arrondissemens dont les chefs-lieux sont Tulle, Brives et Ussel; mais sa division naturelle et vulgaire en *Montagne*, *Pays-Bas* ou *Vignoble*, et *pays de Châtaigneraies*, est plus importante sous le rapport médical.

Le sol de ce département, formé de montagnes ou de collines séparées par des ravins profonds et des vallées où se précipitent des torrens, des ruisseaux, des rivières, s'élève, au nord-est, vers les montagnes bien plus hautes de l'Auvergne, et s'incline au sud et au sud-ouest. Trois rivières principales, la

Dordogne, la Corrèze et la Vezère, suivent cette inclinaison et reçoivent une foule d'autres rivières ou ruisseaux qui coupent les montagnes en tout sens. Cette configuration montueuse et ravinée du pays y fait varier la température et les productions à de très-petites distances : souvent aussi elle détermine des maladies.

Les montagnes, ou plutôt les hautes plages du département de la Corrèze, qui se continuent dans les départemens de la Haute-Vienne, de la Creuse, du Puy-de-Dôme et du Cantal, sont malheureusement dégarnies aujourd'hui des immenses forêts qui les couvraient jadis, suivant les traditions historiques, et même d'après les apparences géologiques. Ces forêts majestueuses entretenaient au loin la fécondité et la vie dans des lieux réellement soumis à leur domination ; elles ont été remplacées par des landes de bruyères qui portent aussi loin la stérilité et la mort. En effet, par suite de la disparition de ces forêts, les vents du nord et de l'est, devenus plus impétueux, transmettent plus facilement dans les vallons de ce département l'air froid des montagnes de l'Auvergne, couvertes de neige pendant la majeure partie de l'année, et toujours froides à raison de leur élévation. Ces montagnes soutirent aussi plus facilement le calorique aux bas-fonds ; elles augmentent leur température aux dépens de ces derniers, qui deviennent, par cette raison, le siége habituel de la froide rosée et de la gelée blanche, si funeste à la végétation. Par les mêmes causes encore, les sources d'eau tarissent ou deviennent moins abondantes ; d'où il résulte que les effets de la sècheresse se font bien plus sentir durant les chaleurs de l'été, et c'est ainsi que les campagnes sont réduites à la stérilité.

Voilà donc deux effets généraux, la diminution de la température, l'affaiblissement ou la disparition des sources, résultat du déboisement des montagnes, et plongeant une vaste contrée dans l'infertilité. L'arrondissement d'Ussel, situé tout-à-fait au nord-est du département, sur les confins de la Marche et de l'Auvergne, est celui qui a le plus souffert de l'action de ces causes dévastatrices. Aussi l'on prétend que la population y diminue beaucoup, et que cet arrondissement n'a plus aujourd'hui qu'un vingtième des terres labourables qu'il possédait jadis ; ce qui paraît exagéré. Mais il est certain que ses plus vigoureux habitans s'expatrient périodiquement tous les ans, pendant leurs longs hivers, et qu'ils ne restent que quelques mois de l'année dans l'air pur, mais trop froid de leurs foyers, où séjournent habituellement leurs femmes et leurs enfans avec leurs troupeaux. Or, cette expatriation est nuisible à l'agriculture locale et à celle des contrées voisines, en ce qu'elle enlève des bras pour les plantations qui doivent être faites sur les plages élevées pour abriter et fertiliser les expositions inférieures, plus heureuses et plus douces pour l'homme. Dans les arrondissemens de Tulle et de Brives, la vigne s'est retirée de plusieurs coteaux, et bien d'autres plantes n'y végètent plus avec la même vigueur : c'est un effet nécessaire d'une température plus rigoureuse. Les vents du sud et du sud-ouest sont peut-être aussi devenus plus impétueux, dans ces arrondissemens, par suite de la disparition des forêts vers le nord-est. Il se pourrait même que le tonnerre, la grêle, les ouragans, y fussent plus communs, par la raison que l'électricité atmosphérique cesse d'être soutirée par les arbres qui couronnaient les montagnes. Combien n'est-il pas à désirer que l'on puisse rétablir ces hautes futaies, sources de tant de prospérité!

Le quart à peu près du territoire de la Corrèze est encore occupé par ces landes de bruyères et d'ajoncs, où végètent aussi quelques tristes graminées avec des mousses et des fougères. D'énormes roches de granit augmentent encore l'horreur de ces déserts. Cependant l'on y pratique quelques défrichemens pour la culture du seigle ; l'on y élève surtout de nombreux troupeaux de bêtes à laine; enfin les bruyères, les ajoncs, les fougères sont coupés pour engrais ou pour chauffage : c'est là toute l'utilité de ces vastes plages. Quelle différence de cette destination à celle qu'elles pourraient acquérir! Heureusement, parmi ces bruyères, l'on rencontre des vallées où la nature se montre moins ingrate. Là existent des prairies, des vestiges d'anciennes forêts, des champs où l'on cultive le seigle, l'avoine, le sarrasin, le chanvre, etc.; l'on y trouve des villages et même des villes. C'est là ce que l'on nomme vulgairement *la Montagne;* au-dessous, l'on trouve *les Châtaigneraies*, et plus bas encore existe *le Pays-Bas* ou *Vignoble.*

Le châtaignier, cet arbre à pain du Limousin, ne vient point dans les positions trop élevées ; mais il prospère sur les deux tiers de ce département, dont il occupe à peu près le quart du territoire, quoiqu'on ne lui sacrifie, en général, que des terrains peu favorables à d'autres cultures. Interposés entre la Montagne et le Vignoble, les bois-châtaigniers forment à ce dernier climat un puissant abri contre la rigueur du froid et l'impétuosité des vents. La châtaigne fait près du tiers de la nourriture du peuple, et sert avec la pomme de terre à élever un nombre considérable de cochons.

Le Pays-Bas, ou Vignoble, ne forme guère qu'un sixième de l'étendue du département; mais il renferme à peu près le tiers de la population. Ici la terre est assez fertile : elle produit du froment, du maïs, des fruits délicieux, etc. La vigne n'occupe qu'un tiers ou un quart de ce climat, qui fait pourtant de grandes exportations de vin dans le reste du département, ainsi que dans ceux des départemens voisins qui en sont dépourvus. Dans le bassin de la Vézère, à l'ouest du département, la vigne s'élève jusqu'à quarante-cinq degrés, dix-huit ou vingt minutes de latitude. Elle s'élève moins à l'est dans les bassins de la Corrèze et de la Dordogne, qui sont plus rapprochés des montagnes de l'Auvergne. Au reste, ses limites ne sont plus invariables, non plus que celles des Châtaigneraies ; car la vigne a été reculée, comme je l'ai dit, par le déboisement des montagnes, et elle pourrait être avancée vers ces dernières par une cause inverse.

Les récoltes céréales excèdent la consommation dans la Montagne ; elles sont insuffisantes dans le Vignoble ; elles ne suffisent qu'à l'aide de la châtaigne dans le pays des Châtaigneraies. Les terrains argileux ou calcaires du Vignoble manquent quelquefois d'eau pendant l'été ; et ce liquide y est toujours moins pur que dans les terrains sablonneux de la Montagne ou des Châtaigneraies. Les chemins sont presque impraticables durant la saison pluvieuse, dans la première de ces contrées. L'agriculture y est extrêmement pénible ; et l'homme, tout en travaillant davantage, s'y trouve soumis habituellement à l'influence d'une chaleur atmosphérique plus intense, ainsi qu'aux alternatives du chaud et du froid ; car c'est surtout dans les vallées que les brouillards, les rosées, les gelées blanches alternent avec les chaleurs accablantes. Mais, en revanche, l'homme trouve ici des alimens plus variés, et il boit habituellement du vin. Dans la Montagne, l'air est plus sec, l'eau plus pure, les travaux moins pénibles ; mais le froid y est trop rigoureux. L'habitant, privé d'une nourriture tonique, manquant de vin, d'alimens succulens et de fruits savoureux, y est moins vif et moins ardent : il est aussi plus rarement malade que l'habitant ordinairement trop stimulé du Vignoble.

Le climat du Vignoble et celui de la Montagne ont donc leurs avantages et leurs inconvéniens qui sembleraient devoir se compenser dans le pays intermédiaire, ou dans les Châtaigneraies. Mais ici l'air est ordinairement moins pur, par suite des moyens qu'on emploie pour fertiliser des terres en général très ingrates, et par suite aussi de l'habitude plus particulière à ce climat, d'engraisser un nombre prodigieux de cochons, qui logent souvent sous le même toit que l'homme, et toujours trop près de ses habitations. C'est aussi autour de ces habitations que se font les engrais ou fumiers nécessaires à l'agriculture. Des feuilles, des débris de végétaux sont répandus, avec les excrétions que l'on peut ramasser des animaux, dans toutes les basses-cours, et dans des charrières ou chemins creux où l'air et l'eau sont maintenus en stagnation au moyen de murs, d'arbres, de haies, de treillages, de fossés. L'air non renouvelé perd de son oxygène par la respiration, etc.; et, par la putréfaction des matières animales et végétales, il se charge de vapeurs aqueuses, d'acide acétique, de gaz acides carbonique et hydro-sulfurique, de gaz hydrogène carboné, de gaz ammoniac, de miasmes putrides. Il suit de là que les villages, qui se trouvent dans les circonstances fâcheuses que je viens d'indiquer, doivent partager, jusqu'à un certain point, l'insalubrité des marais. Telle doit être la cause d'un grand nombre d'affections épidémiques ou endémiques, comme aussi de l'exaspération et du caractère de gravité que prennent souvent des maladies sporadiques accidentelles. Les enfans et les femmes, qui s'éloignent moins des habitations, sont victimes de cette altération de l'air, plutôt que l'homme qui se promène ou qui travaille au loin; mais ce dernier n'éprouve pas moins vivement cette funeste influence, lorsqu'une maladie quelconque le force de s'aliter. L'on ne peut guère s'empêcher de croire que la constitution physique de l'habitant et son caractère intellectuel et moral doivent aussi éprouver l'atteinte fâcheuse d'une constitution atmosphérique ainsi altérée.

Un grand nombre d'endroits participent des avantages et des inconvéniens de ces trois climats : tels sont les villages qui se trouvent sur la cime des collines, dont un des revers est planté de châtaigniers, tandis que le coteau opposé présente des vignes ou des terres fertiles, et la vallée inférieure, des prairies. Ici, la décomposition putride altère encore l'air qui pourrait être très pur autour des habitations ; ici l'homme est très exposé aux vicissitudes atmosphériques, et souvent, en passant seulement d'un côté à l'autre de la Montagne, la différence de température peut lui occasioner des maladies.

Les gorges étroites des montagnes, les quartiers des villes qui ne sont pas suffisamment aérés, tous les lieux où l'accès de la lumière et le renouvellement de l'air sont gênés par des arbres, des montagnes, des bâtimens resserrés, partagent plus ou moins l'insalubrité d'une atmosphère infecte. C'est surtout dans les vallées basses et encaissées, et durant les nuits fraîches de l'automne ou de la fin de l'été, qu'il se forme des brouillards et des rosées qui tiennent en dissolution des miasmes provenant des villages situés sur les collines environnantes. Quelques faits que j'ai remarqués me portent à croire que la coupe des forêts interposées entre les villages qui occupent les collines, et ceux situés dans les vallées peut être dangereuse pour ces derniers : sans doute que ces forêts absorbent une partie des gaz ou miasmes malfaisants ; mais j'ai remarqué aussi que les arbres trop rapprochés des habitations, dans les vallées, nuisaient en empêchant la ventilation.

La superficie du département de la Corrèze est de cinq cent quatre-vingt-quatorze mille hectares. Sa population est d'environ deux cent quatre-vingt mille individus. Ses naissances y égalent le trentième, et les morts, le quarantième de cette population. Cependant, depuis que la médecine physiologique commence d'être mise en pratique, la mortalité a diminué d'un quart, et quelquefois d'un tiers, dans certaines communes. L'on peut même remarquer que le tiers, au moins, des personnes qui succombent dans ces communes, sont des enfans en bas âge que l'on abandonne atrocement au mal, ou que l'on traite encore par des moyens meurtriers; des indigens privés des secours les plus indispensables, et d'autres individus qui ne s'adressent aux médecins qu'à toute extrémité, et après avoir fait usage de remèdes incendiaires. Un grand nombre de ces malheureux seraient donc sauvés par un traitement rationnel. Ces raisons me font croire que la mortalité de ce département pourrait être réduite à un sur soixante, et peut-être à moins, si l'on mettait en action tous les moyens de la diminuer que nous connaissons. C'est dans les pays à Châtaigneraies, dans les lieux où l'atmosphère est ordinairement le plus altérée, que la mortalité est la plus forte; et c'est dans la Montagne qu'elle doit être moindre. Si le contraire s'observe quelquefois, cela tient à la pratique différente des médecins, ou à l'état de misère des habitans.

Le nombre des enfans naturels a plusque doublé, depuis six ans, dans le département de la Corrèze. Je laisse à d'autres à déterminer quels rapports cet accroissement insolite d'une population malheureuse, peut avoir avec les changemens qui ont eu lieu dans nos institutions civiles et religieuses depuis cette époque.

L'industrie est peu avancée dans ce département. Les routes, les chemins vicinaux, le canal de Vézère et Corrèze pourront un jour lui donner quelque essor; mais, jusqu'à ce qu'on ait tous ces précieux débouchés, notre commerce sera peu important. Des mines variées resteront encore ensevelies dans nos montagnes; nous aurons toujours peu de manufactures, et notre agriculture restera dans un état pitoyable. Les terrains immenses qui restent incultes, l'usage presque général des jachères ou des assolemens vicieux, l'art tout-à-fait ignoré d'amender les terres par leur mélange, par la succession des différentes récoltes, par l'enfouissement des plantes vertes, etc., etc., tout fait présager que ce pays pourrait nourrir une population deux fois plus nombreuse et plus florissante.

Topographie médicale.

Après cet aperçu rapide sur l'état physique et

physiologique du département de la Corrèze, je vais entrer dans d'autres considérations plus physiologiques, plus médicales, qui exigeaient en quelque sorte les détails qui précèdent. Ces considérations sont relatives, 1° à la nature et à l'étiologie générale des maladies qui règnent dans ce département; 2° aux effets particuliers des trois variétés de climat que j'ai distinguées; 3° aux mesures d'hygiène publique en rapport avec les circonstances locales qui modifient la santé de l'habitant de la Corrèze; 4° enfin, au mode de traitement qui convient le mieux à ces maladies; et, à cette occasion, je parlerai des dangers des pratiques anti-physiologiques, qui sont malheureusement trop répandues.

§ I. Presque toutes les formes des maladies *irritatives* et des maladies *asthéniques* s'observent dans le département de la Corrèze; mais quelques unes de ces formes sont plus communes, tandis que d'autres ne se présentent que rarement, et comme pour nous donner une idée des maladies des anciens peuples, ou de celles qui affligent encore des contrées lointaines : c'est ainsi que nous voyons quelquefois des maladies plus ou moins analogues à la lèpre ou au typhus pestilentiel.

Il est peut-être nécessaire de dire que par maladies *irritatives* j'entends les phlegmasies, les subinflammations, les irritations périodiques ou fièvres intermittentes, les hémorrhagies, la plupart des hydropisies et des névroses. Les maladies *asthéniques*, qui sont plus rares ou du moins rarement isolées des précédentes, comprennent des névroses et des hydropisies ; elles comprennent aussi le scorbut, dont la cause matérielle étant une altération de composition des solides et des fluides organiques, doit avoir immédiatement pour résultat la débilité des divers systèmes, quoique l'irritation puisse aussi s'y associer.

Le défaut d'air respirable, la disette, les alimens de mauvaise qualité, etc., produisent les affections asthéniques. Le plus souvent on les trouve associées aux maladies d'irritation, soit comme cause, soit comme résultat. En effet, d'une part, les organes débilités sont ceux qui résistent le moins à l'irritation, et, d'autre part, celle-ci ne peut s'établir dans un point sans affaiblir plus ou moins le reste de l'économie ; d'où il résulte que ces deux élémens morbides, l'irritation et la faiblesse, sont, pour ainsi dire, toujours réunis, et que l'on doit toujours tenir compte de l'un et de l'autre dans le traitement de toute maladie. Toutefois, comme l'irritation est l'état morbide le plus dangereux, celui qui tend le plus directement à la désorganisation, c'est aussi contre l'irritation que le traitement doit être principalement dirigé ; mais les moyens qui guérissent celle-ci dissipent aussi la faiblesse, et les excitans révulsifs, par exemple, combattent en même temps l'une et l'autre. Ainsi le traitement de l'asthénie se trouve subordonné à celui de l'irritation : c'est à détruire cette dernière que le médecin doit surtout s'occuper. L'histoire des maladies irritatives constitue, pour ainsi dire, toute la pathologie.

Les causes les plus générales des maladies irritatives sont, 1° la soustraction plus ou moins subite du calorique au corps de l'homme ; soit par le refroidissement du milieu et des corps qui l'entourent, soit par des alimens ou des boissons d'une température trop inférieure à celle qui lui est propre. Le froid n'est pourtant pas un irritant direct; il suspend, il paralyse au contraire l'exercice des organes, dans son action immédiate ; mais en même temps d'autres organes, liés aux précédens par une sympathie d'ation réciproque, reçoivent une plus grande quantité de sang et s'irritent dangereusement en se chargeant de suppléer à la fonction suspendue par le froid. Les organes engourdis par cet agent réagissent aussi après un certain temps, et cette réaction peut encore devenir une irritation morbide. Plus la fonction supprimée était active, plus cette suspension est redoutable. C'est ici la cause la plus ordinaire des phlegmasies de la plèvre et du poumon, des rhumatismes et des fièvres intermittentes. Les phlegmasies continues des organes de la digestion, de l'encéphale, du tissu cellulaire et de la peau, en sont aussi assez souvent le résultat, mais moins souvent que de la cause suivante.

2° La chaleur atmosphérique, en excitant directement l'action organique, détermine des gastro-entérites, l'encéphalite, des phlegmons, des érysipèles, etc., et plus rarement des phlegmasies pectorales. Les fatigues, les travaux excessifs produisent le même résultat.

3° La mauvaise qualité des alimens et des boissons, la gourmandise et l'ivrognerie, sont encore des causes fréquentes de gastro-entérite, de gastrocéphalite et même de bronchite. Un grand nombre de ces maladies sont produites par le régime, ou par l'abus que l'on fait des substances grasses dans les jours dits *maigres* par les casuistes. Les graisses végétales et animales, étant des produits hydrogénés, contenant peu d'oxigène et de carbone, et tout-à-fait dépourvus d'azote, ne méritent guère le nom d'alimens : ce sont plutôt des condimens ; et, sous ce rapport, elles peuvent être utiles, quand elles sont de bonne qualité, quelques unes étant alors très agréables au goût et même favorables à la digestion ; mais si ces graisses ont été altérées par la chaleur, si elles sont rances ou empyreumatiques (et c'est dans cet état que le peuple les emploie le plus ordinairement), elles méritent de figurer parmi les poisons. Les viandes salées, les vins aigres ou poussés peuvent produire les mêmes effets, si l'on n'est pas habitué à leur usage, ou même si l'on en fait un usage trop exclusif. J'en dirai autant de la châtaigne, qui est difficilement supportée par les estomacs délicats ou très irritables, par ceux surtout qui sont le siége habituel d'une phlegmasie latente: la châtaigne est pourtant un aliment précieux; mais les procédés de préparation et de conservation généralement mis en usage à son égard sont vicieux: une découverte qui apprendrait à en faire un meilleur emploi serait très utile à ce pays.

4° Les habitations et les lieux où l'air n'est pas suffisamment renouvelé, où cet air est infecté par les miasmes qui se dégagent des corps vivans, sains ou malades, par les émanations qui proviennent de la décomposition des substances mortes, animales ou végétales, produisent sur l'homme les accidens les plus redoutables. Si l'infection est très étendue, il en résulte des épidémies typhiques, des gastro-céphalites graves, des dysenteries, etc.; si elle est moins étendue, il en résulte ces mêmes affections sporadiques, c'est-à-dire que ces mêmes maladies, produites par d'autres causes, contractent, sous l'influence de celle-ci, le caractère de gravité, la torpeur du système nerveux, la prostration musculaire, qui caractérisent l'empoisonnement miasmatique: enfin cette même infection, dans un degré encore moins intense, tend à perpétuer dans l'état chronique les névroses, les phlegmasies latentes, les fièvres intermittentes rebelles, etc.

Les maladies qui proviennent des vices des alimens et de l'air font souvent le désespoir des malades et des médecins, par la raison que l'on ne peut pas toujours en détruire la cause; les maladies ne guérissent, en général, que par la destruction de la cause qui les a produites ou qui les entretient. L'altération des premiers stimulans de la vie ne peut manquer à la longue d'altérer le tempérament de l'homme et de faire dégénérer la famille humaine. En effet, l'homme vigoureux et robuste, s'il se trouve soumis à des influences aussi fâcheuses, voit bientôt se détériorer sa constitution avec sa santé, et alors il ne peut engendrer que de faibles rejetons, dont la race s'éteindra inévitablement, s'ils ne parviennent pas à améliorer leur position.

Les facultés intellectuelles et morales de l'homme sont modifiées par les mêmes causes que celles qui agissent sur ses organes. A qui faut-il démontrer aujourd'hui le lien qui unit le moral au physique? et qui peut méconnaître l'influence qu'exercent sur notre esprit et sur nos passions l'air, le régime, l'état de santé ou de maladie, etc.? L'excitation cérébro-viscérale, qui constitue les phénomènes organiques des sensations et des passions (Broussais, *Prop. XV, XXXIV*, etc.), est déjà un léger degré de phlegmasie, au moins dans les passions fortes et continues : de ces dernières à la phlegmasie et à la folie, il n'y a certainement qu'un pas. Or, plusieurs causes peuvent déterminer ce passage de l'excitation à la phlegmasie, et de la passion à la folie : telle est l'action même du cerveau, lorsque l'attention se porte et se fixe continuellement sur l'objet de la passion ; tels sont tous les stimulans de nos organes, qui exagèrent de même l'irritation cérébro-viscérale et l'exaltent jusqu'à l'état morbide. C'est ainsi que la mauvaise qualité des alimens, des repas trop copieux, l'insalubrité de l'air, et d'autres causes de stimulation, peuvent déterminer chez l'homme une irritation chronique habituelle, qui quelquefois se borne à changer son caractère moral ou altère légèrement son intelligence, et d'autres fois s'exalte jusqu'à la phlegmasie intense et jusqu'à la folie. Ainsi l'homme qui souffre, ou qui se trouve sous l'influence des causes qui irritent continuellement ses organes, devient triste, craintif, défiant, colère, furieux, vindicatif, égoïste, avare, superstitieux; et si ces passions ou ces affections de l'âme sont de plus en plus exaltées, l'on voit se développer la manie, la mélancolie, l'hypochondrie, etc.

Le goître, les scrofules, les fièvres intermittentes, sont endémiques dans plusieurs contrées de ce département. L'humidité alternativement chaude et froide des gorges de montagnes, la privation de la lumière solaire que l'on éprouve dans ces lieux ainsi que dans les villes mal bâties, les altérations de l'air, des alimens trop nourrissans et pas assez stimulans, rendent assez raison du goître et des scrofules, ainsi que de quelques symptômes scorbutiques que l'on observe quelquefois. Les fièvres intermittentes dépendent des causes générales que j'ai indiquées, mais principalement de l'humidité froide et de l'impureté de l'air. M. le docteur Vidalin vient d'assigner comme cause ordinaire de ces maladies, dans ce département, l'altération de l'eau par la décomposition putride des tuyaux de bois qui servent quelquefois à la conduire, ou des vases de bois dans lesquels on la reçoit ordinairement. La lignite, les algues ou champignons, et les autres produits de la décomposition du bois, imprimeraient ainsi à l'eau des qualités nuisibles auxquelles serait dû le développement des fièvres intermittentes. J'ai en effet observé des fièvres intermittentes qui m'ont paru dépendre de cette cause, et je pense que M. Vidalin a bien mérité de l'humanité pour l'avoir signalée; mais certes ce n'est pas là l'étiologie ordinaire de ces maladies. Les endroits où l'on amène l'eau au moyen de tuyaux de bois ne sont pas toujours ceux où les fièvres intermittentes sont endémiques, et la plupart des lieux où elles règnent ont des fontaines murées en pierre graniteuse ou schisteuse. Quant aux seaux de bois où l'on reçoit l'eau, il serait peut-être dangereux de les remplacer, au moins à la campagne, par des vaisseaux de cuivre qui seraient souvent mal étamés et facilement oxidables. Je le répète, c'est dans la constitution de l'air, et non pas dans les qualités de l'eau, qu'il faut chercher la cause ordinaire des fièvres intermittentes, quoiqu'il soit très plausible de penser que les mêmes principes qui produisent ces affections lorsqu'ils se trouvent combinés avec l'air, puissent aussi les déterminer lorsqu'ils sont dissous dans l'eau. Depuis longtemps l'altération de l'air par la décomposition putride des matières animales et végétales a été reconnue comme la cause des maladies rémittentes et intermittentes les plus terribles : M. Vidalin accuse aujourd'hui l'eau altérée par une décomposition principalement végétale ; il ne paraît avoir tort que parcequ'il veut que cette dernière origine soit la plus commune. Comme il faut ordinairement une réunion de plusieurs causes pour produire les maladies, il serait possible que l'altération de l'eau ne déterminât l'irritation intermittente que dans les endroits où cette affection est favorisée par d'autres causes, et que, dans d'autres lieux, elle concourût à produire diverses phlegmasies chroniques, peut-être même le goître et les scrofules. Il se pourrait aussi que cette altération fût plus souvent la principale cause de ces maladies. C'est ce que l'on peut objecter aux personnes qui ne veulent pas reconnaître l'influence de certaines causes morbides, par la raison que ces causes ne produisent pas toujours les mêmes effets.

La plupart des maladies peuvent être favorisées par une disposition héréditaire. Les pères, en transmettant leur constitution à leurs enfans, leur transmettent aussi une *disposition* à éprouver les mêmes maladies dont ils sont affectés ou menacés; par la même raison, les enfans héritent souvent des qualités intellectuelles et morales de leurs pères : c'est ainsi qu'il faut entendre l'hérédité physiologique et pathologique. Mais de ce que des dispositions sont transmissibles, il ne suit pas qu'elles soient toujours transmises ; encore moins qu'il soit impossible de s'opposer à leur développement, ou de les détruire par des moyens hygiéniques, par l'éducation, etc. : les partisans des germes, les médecins égarés par l'ontologie, ne paraissent pas pouvoir comprendre cette théorie, qui est pourtant bien simple.

§ II. Quelles sont les modifications physiologiques et pathologiques qui dérivent des trois principales variétés du climat de la Corrèze ? Les habitans de la Montagne et ceux du pays bas présentent certainement entre eux une grande partie des différences caractéristiques qui distinguent les peuples du nord de ceux des régions chaudes ou tempérées du midi de l'Europe. Il est donc très important de les considérer sous ce rapport.

Dans le climat du vignoble, où l'habitant trouve une nourriture plus variée et boit habituellement du vin, l'on observe en général des constitutions sanguines ou nervoso-sanguines, et l'appareil gastrique y présente souvent cette prédominance qui constitue le tempérament bilieux des anciens. Les passions y sont plus vives et l'intelligence y est, en général, plus active et plus étendue. Mais pourquoi faut-il que l'homme n'y soit que plus disposé aux croyances absurdes et superstitieuses? Les gastro-entérites sont ici très communes, ainsi que l'encéphalite et plusieurs névroses, telles que l'hypochondrie, l'hystéro-manie, la monomanie, etc. Les phlegmasies pectorales et rhumatismales, les colites ou dysenteries s'y développent aussi assez souvent sous l'influence des vicissitudes atmosphériques.

Chez l'homme bien nourri et qui use d'alimens stimulans, la pléthore s'établit facilement et l'estomac se trouve souvent affecté dans les maladies. Les crises naturelles sont alors plus rares; la diète et les évacuations sanguines sont plus souvent nécessaires, et l'on doit, en général, insister plus sur ces moyens que dans les cas où le viscère principal de la digestion se trouve moins profondément lésé. C'est peut-être en partie parceque les affections gastriques sont plus communes dans le climat du vignoble que la médecine physiologique y a été adoptée, en général, plus tôt que dans les autres climats. Le montagnard guérit ordinairement par les seuls efforts de la nature, et le médecin peut souvent lui prescrire indifféremment les modes de traitement les plus opposés; tandis que l'homme qui vit dans un climat plus heureux, et dont la sensibilité se trouve exaltée par tous les genres de stimulation, a presque toujours besoin des soins les mieux entendus pour ne pas devenir la triste victime du mal dont il est atteint. Les doctrines galénico-browniennes, les médicamens incendiaires, la polypharmacie dangereuse, sont plus particulièrement nuisibles aux pays chauds; et c'est aussi par les contrées les plus chaudes qu'a commencé leur proscription dans ce département. Déjà même avant que la nouvelle doctrine fût connue, quelques uns de nos meilleurs observateurs avaient commencé d'abjurer ces fléaux de l'humanité. Parmi plusieurs faits qui viennent en preuve de cette assertion, je citerai le suivant: En 1809, une épidémie typhique, une sorte de fièvre jaune, ayant été déterminée à Brive (1) par le passage et le séjour d'un grand nombre de prisonniers espagnols, les médecins de cette ville traitèrent la plupart de leurs malades par les antiphlogistiques, et ils parvinrent ainsi à arrêter les progrès d'une maladie aussi terrible, tandis que des médecins célèbres de Paris, envoyés en commission expresse par le gouvernement, leur prescrivaient d'employer les stimulans, si meurtriers en pareils cas.

Des causes particulières font perdre à l'habitant du vignoble une partie des avantages qu'il peut avoir sur les habitans de la Montagne ou des Châtaigne-

(1) Cette ville est située dans la vallée la plus chaude du département.

raies. J'ai déjà signalé le défaut d'eau potable, qui heureusement est assez rare, les travaux pénibles qu'exige ici l'agriculture, et des chemins extrêmement bourbeux : à cela il faut ajouter les droits établis sur le vin, qui constituent pour cet habitant une double imposition, et font diminuer considérablement le prix du vin, au lieu de le faire augmenter, parceque le peuple des contrées dépourvues de cette boisson aime mieux s'en passer que de payer les impôts, qui nuisent ainsi à la prospérité générale et deviennent la source d'une grande corruption, celle des auberges, où l'homme le moins favorisé de la fortune va contracter l'habitude de l'ivrognerie. Le vigneron, obligé de donner ses vins à bas prix, ne boit lui-même que les vins médiocres et altérés qu'il ne peut vendre. Le défaut d'aisance, les travaux pénibles altèrent insensiblement sa constitution ; il devient sujet aux phlegmasies chroniques des viscères, aux rhumatismes, aux varices, aux ulcères des jambes. Les femmes, qui résistent encore moins que l'homme aux travaux fatigans, sont plus particulièrement exposées à la métrite, aux flueurs blanches, etc.

Dans la Montagne, les tempéramens sont plus lymphatiques, quelquefois sanguins ; mais rarement la sensibilité y est aussi vive que dans le climat précédent. Les phlegmasies gastro-céphaliques y sont moins dominantes; celles de la poitrine y semblent plus communes. Les maladies paraissent ici se terminer plus facilement par les sueurs, ou autres évacuations critiques, et les stimulans sont moins dangereux. Je ne veux pas dire que la médecine stimulante y soit sans dangers : la nouvelle doctrine a arrêté aussi dans la Montagne des épidémies très meurtrières, et toutes les maladies s'y terminent plus rarement par la chronicité ou par la mort, lorsqu'elles sont traitées d'après les méthodes physiologiques et rationnelles.

Dans le climat des Châtaigneraies et dans les gorges étroites des montagnes où l'humidité domine, où les arbres, les montagnes, et même la disposition vicieuse des habitations, privent souvent l'habitant de l'influence bienfaisante de la lumière solaire, au moins pendant une grande partie du jour, où l'atmosphère est d'ailleurs infectée par l'abondante décomposition végéto-animale qui s'opère tout autour des maisons, l'on observe fréquemment les phlegmasies aiguës et chroniques de l'appareil gastro-intestinal, des organes de la respiration et de l'encéphale, ainsi que les fièvres intermittentes, les rhumatismes, les inflammations arthritiques, les sub-inflammations ou phlegmasies chroniques et lymphatiques des organes glanduleux, du tissu cellulaire et de la peau, que l'on connaît sous les noms de scrofules, de dartres, etc. Ici, les phlegmasies aiguës des viscères sont souvent épidémiques et prennent plus ou moins les caractères des typhus. Le goître y est aussi fort commun : il en est de même de l'hypochondrie, de l'épilepsie, de la mélancolie, de la manie, de la démence, de l'idiotisme. Ici, surtout, le caractère de l'habitant, peu loyal, peu franc, peu généreux, mais vain et orgueilleux, paraît encore éloigné des qualités sociales d'une civilisation perfectionnée; et, sous l'influence des circonstances fâcheuses où il se trouve placé, l'on ne voit que trop souvent l'homme intellectuel et moral se dégrader aussi bien que l'homme physique.

§ III. *Hygiène publique.* Malgré cette immense série de maladies et de causes morbides, dont je n'ai énuméré que les plus communes, le département de la Corrèze peut devenir aussi sain que tout autre lieu de la France. En effet, que l'on rétablisse les forêts qui doivent rapporter la fertilité dans tous les points de ce département; que l'on donne un nouvel essor, une forte impulsion à l'agriculture, à l'industrie et au commerce; que l'homme des champs reçoive l'instruction qui lui convient, celle qui peut le faire sortir des préjugés, des superstitions, des habitudes vicieuses, de l'état d'abrutissement où il est plongé, et l'on verra bientôt s'accroître son aisance, sa fortune, son bien-être. Alors cet homme rustique se logera mieux, il saura se procurer des alimens plus salubres, il pourra se faire traiter dans ses maladies, sa constitution s'améliorera, ses mœurs deviendront douces et sociables.

Les arbres sont certainement très utiles sur la cime et sur le flanc des montagnes : il serait avantageux que l'administration fît déterminer, par des hommes éclairés, quelles sont les expositions qui, dans l'intérêt général, doivent être mises en forêts, et qu'elle favorisât les plantations par tous les moyens possibles. Autour des habitations, les arbres peuvent quelquefois faire l'office de paratonnerre; ils procurent un ombrage avantageux durant les fortes chaleurs; ils diminuent la dangereuse impétuosité des vents; enfin, comme toutes les parties vertes des plantes, leurs feuilles décomposent l'acide carbonique, retiennent le carbone, et restituent l'oxygène ou l'air vital à l'atmosphère. Mais néanmoins les arbres ne doivent pas étouffer les habitations, y empêcher le renouvellement de l'air, y entretenir l'humidité, intercepter la vue, qui aime à se répandre sur un vaste horizon, etc.

L'homme ne devrait pas avoir si souvent à fouler aux pieds, dans des chemins étroits où il est obligé de passer, une couche de fumier qui lui lance des gaz mortifères. Les chemins devraient être plus souvent et mieux pavés. Les cimetières ne devraient pas être au centre des bourgs, ou sous le vent qui arrive à ces derniers, ainsi qu'ils le sont presque toujours; et, malgré les défenses, l'on enterre quelquefois encore des morts dans les églises. Enfin, les animaux qui meurent sont trop souvent laissés dans les chemins ou sur le bord des routes, où ils infectent les passans.

L'agriculture n'exige pas impérieusement que, pour se procurer des engrais, l'on fasse des cloaques de toutes les avenues des maisons rurales, ni qu'on élève un nombre aussi prodigieux de cochons, qui contribuent puissamment à altérer l'air autour de ces habitations. Le commerce que l'on fait sur ces animaux, devenus trop nombreux, est aujourd'hui plus ruineux que lucratif: le peuple ne doit plus compter uniquement sur un profit si faible et si précaire pour payer ses impositions ; mais il faut qu'il cherche d'autres débouchés à ses denrées, et son industrie doit lui créer d'autres ressources. Le fumier qui provient des autres animaux domestiques est le principal aliment des terres, et paraît aussi moins nuisible à la santé. On le tient ordinairement plus loin de la demeure de l'homme, et en le disposant ainsi convenablement, on peut même en augmenter avec avantage la quantité, avec le nombre du bétail, par l'adoption des prairies artificielles, qui, sous d'autres rapports encore, sont profitables à l'agriculture. D'ailleurs, pour engraisser, pour amender les terres, il existe encore bien d autres moyens que nos cultivateurs ignorent.

L'homme est essentiellement omnivore : il ne peut se soutenir, soit avec un régime végétal trop dépourvu d'azote, soit avec une nourriture trop animalisée. Le peuple fait ici un usage trop exclusif de la chair de porc, qui pourtant ne mérite pas, au moins dans nos climats, la proscription à laquelle l'avait vouée le législateur des Hébreux : mais n'est-il pas encore plus absurde de proscrire, pour des jours et des temps déterminés, les viandes les plus saines, celles que l'on peut se procurer le plus économiquement, celles enfin où l'homme trouve abondamment les principes nutritifs qui le font vivre? Ces principes sont les élémens organiques où dominent le carbone et l'azote, tels que le mucilage, le sucre, la fécule, la gélatine, la fibrine : il faut à l'homme un mélange d'alimens azotés et carbonés, une nourriture végéto-animale : sa composition matérielle et ses besoins réclament cette alimentation. Les produits oxigénés ou hydrogénés du règne végétal et du règne animal fournissent plutôt des assaisonnemens que des alimens. L'homme, puisant en grande partie dans l'air et dans l'eau l'oxigène et l'hydrogène qui lui sont nécessaires, a besoin de chercher ailleurs le carbone et l'azote. Le régime gras ou hydrogéné, la nourriture trop exclusivement végétale, et peut-être les repas trop copieux que font des personnes qui prétendent jeûner, sont donc contraires à la santé et défendus par l'hygiène. Peut-être la ferveur religieuse est-elle augmentée par ce régime; mais certainement grand nombre d'individus contractent dans cette abstinence et dans ces excès, dans cet usage de graisses altérées et dans ce genre d'empoisonnement, des phlegmasies chroniques incurables, etc., etc. Ceux qui ont observé les Russes dans leurs longs carêmes et dans les excès crapuleux qu'ils font succéder à ces pénibles privations, savent combien les forces physiques et morales de ce peuple sont anéanties par ce régime. Le régime est un puissant moyen de gouverner les peuples.

Le vin, et, à défaut de vin, les autres liqueurs plus ou moins alcooliques sont aujourd'hui des besoins pour l'homme sain, pour l'oisif et pour l'homme de lettres ou de cabinet, pour l'artisan et pour l'ouvrier occupés à des travaux plus ou moins pénibles. Ces boissons, sources de tant de traits d'esprit et d'inspirations poétiques, comme aussi des jouissances les plus pures, sont favorables à la santé lorsqu'elles sont prises à propos et avec la modération convenable. Je vois avec peine qu'un de mes compatriotes, jeune médecin très instruit et digne d'estime, ait soutenu une opinion contraire à la mienne, relativement aux boissons alcooliques (M. Vidalin, *Mémoire médico-philosophique sur la boisson alcoolique*); c'est ce qui m'engage à entrer dans quelques détails à cet égard : *Amicus Plato, magis amica veritas.*

D'abord il n'est point vrai que Pythagore ait défendu l'usage du vin : il n'en condamnait que l'excès. (Voyez le *Voyage d'Anacharsis*, chap. LXXV.) Tous les philosophes, tous les médecins, anciens et modernes, à l'exception de M. Vidalin, ont adopté sur ce point des opinions plus ou moins conformes à celle de Pythagore.

Hippocrate, dans ses *Aphorismes*, conseille le vin comme remède de certaines maladies, et, dans son livre *de la Diète*, il s'attache à en faire connaître les effets immédiats : il distingue les vins purgatifs, les vins nourrissans, etc. Il ne faut donc pas dire que le père de la médecine n'a pas parlé de cette boisson!

Et comment peut-on dire encore que cette boisson fût inconnue des Romains, au temps de leur république? Caton l'Ancien, le plus austère des Romains, buvait du vin dans ses campagnes, lorsqu'il sentait ses forces s'affaiblir, dit Plutarque; mais il n'en prenait qu'en petite quantité, sans mettre beaucoup de prix à la qualité : l'eau et le vinaigre étaient ses boissons ordinaires. Il y a loin, sans doute, de l'avare austérité de ce célèbre censeur aux effrayantes somptuosités, aux excès crapuleux, à la débauche la plus effrénée, qui amenèrent la décadence et préparèrent la chute du plus vaste empire du monde.

Ce n'est donc pas l'usage, mais c'est l'excès des boissons alcooliques qui peut avoir des conséquences fâcheuses. Il faut convenir néanmoins que l'usage modéré de ces boissons peut être fatal à un grand nombre d'individus qui, à raison de l'irritabilité de leur constitution, ou par suite d'un état maladif habituel, doivent éviter les excitans énergiques; mais ces excitans n'en sont pas moins nécessaires à la plupart des hommes. « L'estomac, dit le fondateur de la médecine physiologique, a besoin d'être stimulé, afin d'entretenir, par les sympathies qu'il réveille, le degré d'irritation nécessaire à l'exercice des fonctions; mais il doit l'être dans un degré et dans un mode qui conviennent à sa vitalité, car il est le sens interne régulateur de l'économie. » Une dose modérée de vin, ou d'une autre liqueur spiritueuse, produit le plus souvent une stimulation qui est très avantageuse, en ce qu'elle accélère ou facilite la digestion. Dans les gastrites chroniques partielles, dans la duodénite et l'entérite chroniques, il faut quelquefois permettre du vin pur, ou du vin mêlé avec de l'eau. (Voyez les propositions CCXCVI et CCXCVIII de M. Broussais, et la thèse de M. Casimir Broussais sur la duodénite chronique.) A plus forte raison, le vin peut convenir dans le traitement d'un grand nombre d'autres affections, et dans la convalescence de presque toutes les maladies, surtout chez les vieillards. J'ai quelquefois observé des phénomènes morbides qui n'étaient qu'un résultat de l'abstinence à cet égard, et de la privation imposée par des médecins trop rigoristes.

Il s'en faut bien, je pense, que toute stimulation soit suivie d'un affaiblissement proportionné ; mais, quand même cet effet serait inévitable, serait-ce une raison pour renoncer aux boissons alcooliques? Tous nos organes sont forcés alternativement au travail et au repos, et leur débilité n'est peut-être qu'une de leur manière de se reposer. Faut-il renoncer à l'acte de la reproduction parcequ'il est suivi d'un grand affaiblissement? n'est-il pas prouvé, au contraire, que le célibat a de grands inconvéniens, même sous le rapport de la santé individuelle, et que les jouissances, les avantages réels d'une union bien assortie, relèvent pleinement de la faiblesse qui suit la plus vive des excitations normales de l'état de santé?

Certes, l'on ne renoncera pas au vin, pas même aux eaux-de-vie et liqueurs, dont l'usage pourtant doit être plus borné. L'hygiène ne condamne pas absolument cet usage, et la privation à cet égard serait, je pense, plus nuisible que les excès qui cessent ordinairement quand la privation n'existe pas. Nos vignerons ne détruiront donc pas leurs vignes : il faut même leur conseiller de les étendre et de les améliorer, de redoubler de soins pour avoir de meilleurs vins ou pour les mieux conserver ; il faut faire des vœux pour que des impôts trop onéreux ne soient pas toujours des motifs pour laisser incultes des côteaux propres à la vigne et peu favorables aux autres cultures; il faut désirer qu'une boisson fortifiante et salutaire puisse se trouver enfin dans tous les ménages. Le vin, en fortifiant l'homme, l'excite au travail, et peut devenir ainsi le principe de bien des vertus. Plus cette liqueur sera répandue, moins l'ivresse et l'immoralité seront communes; car le petit propriétaire, qui aura chez lui du vin qu'il pourra partager avec sa famille et quelquefois avec ses amis, renoncera insensiblement à cette habitude d'aller dans les cabarets, qui est aussi nuisible à sa santé qu'opposée à ses intérêts et contraire aux bonnes mœurs.

C'est surtout aux ouvriers occupés à des travaux pénibles que le vin est nécessaire pour monter leurs forces au degré d'énergie convenable. Ceux qui, travaillant sous une haute température, sont exposés à des sueurs excessives, peuvent les modérer et prévenir une débilité fâcheuse par un usage convenable de cette boisson. Dans la montagne, le vin n'est pas moins nécessaire; il servira à y fixer un habitant semi-nomade; il l'excitera au travail, et peut-être pourra-t-on voir à la longue, dans ce climat, des forêts bienfaisantes protéger l'agriculture contre l'influence de ces pics horribles qui se perdent dans les nues, de ces roches énormes qui refroidissent si désavantageusement les vallées, en ramenant vers le ciel la chaleur que le soleil rayonne sur la terre.

Le peuple doit être prévenu qu'il est surtout nécessaire d'éviter les excès, et de se couvrir de vêtemens convenables quand on se trouve soumis aux transitions brusques du chaud et du froid, ainsi qu'à l'influence des miasmes ou des émanations dangereuses. Les habitations de l'homme ont besoin d'être convenablement aérées ; mais elles doivent aussi pouvoir être fermées assez hermétiquement, lorsqu'il s'agit de défendre cet hôte délicat contre l'action malfaisante du froid et des vents violens, contre l'influence pernicieuse d'un air humide et malsain.

Quand des maladies se sont déclarées, trop communément l'on refuse les secours de la médecine, ou l'on ne s'y soumet que trop tard, et après avoir mis en usage des pratiques empiriques qui ont beaucoup aggravé le mal. Le public ne sait pas assez qu'un grand nombre d'affections qui sont exaspérées par l'ancienne médecine et pour lesquelles on s'est quelquefois bien trouvé de ne pas appeler de médecins, telles que les dysenteries, les prétendues fièvres malignes, etc., sont facilement arrêtées par les nouvelles méthodes de traitement. Dans ces cas surtout les partisans des vieilles doctrines peuvent être avantageusement remplacés par des praticiens élèves de l'école physiologique. Les enfans en bas âge sont aussi beaucoup trop négligés : l'on se figure mal à propos que le médecin ne peut ni connaître ni traiter leurs maladies, et ces malheureux deviennent les victimes de l'erreur, quelquefois même de l'avarice coupable de leurs parens. Leurs maladies, en effet, ne sont pas plus difficiles à connaître et à traiter que celles des adultes; elles ne sauraient embarrasser davantage le médecin physiologiste. Trop souvent les femmes enceintes négligent de se faire traiter des affections qui viennent compliquer la grossesse : j'ai remarqué que de là provenaient beaucoup d'accouchemens laborieux, des maladies consécutives à l'accouchement, et la mort d'un grand nombre de nouveau-nés. Cette mortalité tient aussi en partie au maillot, dont le funeste usage est encore généralement répandu dans le bas peuple du département de la Corrèze. La philosophie et l'éloquence si fortement persuasive de l'auteur d'Émile n'ont pas encore pénétré dans le fond de nos bois et dans les réduits presque sauvages de nos montagnes. Dans ces lieux en quelque sorte soustraits aux progrès de la civilisation, l'homme, qui pourrait être heureux, languit dans l'esclavage des préjugés et des opinions, et souvent il est étouffé, dès sa naissance, par cette bande de toile extraordinairement forte avec laquelle on garotte et on comprime l'enfant depuis les pieds jusqu'à la tête. Qu'elle est triste la destinée de l'espèce humaine, qui ne peut se donner le bonheur ou la liberté qu'en augmentant l'instruction et l'aisance, qui dépendent elles-mêmes de la liberté!

Pour diminuer autant que possible la mortalité, il est des mesures générales qui regardent le gouvernement: ainsi, il faut extirper la mendicité et porter des secours à domicile aux malades indigens, ou les recevoir dans des hôpitaux. Il n'existe dans ce département aucune institution de consultations gratuites, aucun établissement de secours à domicile. L'on trouve dans les villes quelques hospices trop insuffisans pour faire face à tous les besoins; et les communes rurales, qui paient pour les entretenir, n'en retirent aucun secours. Aussi voit-on souvent l'avarice, les préjugés, ou la détresse, laisser parvenir les maladies jusqu'à l'incurabilité, plutôt que de consulter des médecins; comme d'autres fois l'on voit mourir des malades, faute de pouvoir se procurer du bouillon, des sangsues, ou les remèdes qui leur sont prescrits.

Autrefois les indigens trouvaient des secours dans les palais épiscopaux, dans les monastères, dans les maisons religieuses. La charité fut, dans le principe, l'élément de la religion chrétienne; cette vertu philanthropique autorisait, en quelque sorte, la possession des biens et les donations immenses dont on gratifiait l'église; mais, par la suite, le clergé ayant beaucoup perdu de sa vertu primitive, l'on put vendre ses biens et supprimer ses rentes à l'avantage du peuple, qui vit augmenter alors son aisance et son bien-être. Cette révolution fut même à l'avantage des mœurs, et, s'il existait quelque apparence du contraire, il faudrait s'en prendre à notre état social, qui laisse encore subsister trop d'oisifs et de paresseux; il faudrait en accuser la corruption, qui est, en quelque sorte, revenue à l'ordre du jour. Cependant, quoique le peuple soit devenu plus riche, il existe encore des pauvres, et l'on doit réclamer en leur faveur des établissemens plus avantageux que ceux qui ont été supprimés. Des établissemens de consultations gratuites seraient d'un très grand avantage dans ce département. De pareils établissemens sont le seul moyen de détruire cette funeste habitude qu'a prise le peuple de se traiter lui-même et de se passer de médecins, tant que ses maladies n'ont pas un caractère tout-à-fait alarmant. Ainsi l'on détournerait le public d'aller, sans ordonnance de médecin, demander à des apothicaires des vomitifs, des purgatifs, des remèdes violens, que rarement on lui refuse, et qui très souvent sont des causes de mort; enfin, ce serait un moyen d'empêcher l'ignorance crédule ou l'aveugle superstition de confier la santé et la vie humaine à ces charlatans de foire, hommes sans aveu, qui vendent très cher de prétendus remèdes à tous maux, dont l'emploi n'est jamais sans danger. Aujourd'hui l'on a un peu abandonné la routine de se purger et de se faire vomir par précaution, ou à la moindre incommodité : c'est un pas vers le bien, et un échec porté à tous les marchands de drogues. Mais, comme si d'un abus l'on devait toujours tomber dans un autre, l'on commence à prendre l'habitude de mettre des sangsues ou d'appliquer des vésicatoires sans consulter les médecins. Cette médecine, à laquelle de prétendus esprits forts se vantent de ne pas croire, que d'autres placent au-dessus de l'humaine intelligence, est regardée par le peuple, peut-être même par quelques médecins qui ne doivent pas être distingués du peuple, comme une science si simple et si facile, qu'il n'est pas même nécessaire de l'avoir étudiée pour savoir la mettre en pratique. L'on ne prescrit aujourd'hui que des sangsues, pourquoi appeler des médecins? dira le public; ou pourquoi se donner la peine de tant étudier? diront quelques uns de ceux-ci. Et cependant il faut posséder les connaissances théoriques les plus étendues, il faut avoir l'habitude de la pratique, pour décider sûrement de la nécessité des saignées, des sangsues, des révulsifs, etc. Il n'appartient qu'au praticien habile d'indiquer la dose ou la quantité de ces moyens, de déterminer le lieu de leur application ou le moment de leur emploi; car l'état du malade, l'âge, le sexe, le tempérament, et une foule de circonstances, peuvent faire produire aux mêmes agens des effets tout opposés : aussi voit-on tous les jours des accidens résulter de l'emploi inconsidéré des sangsues, des vésicatoires, et trop souvent encore de l'usage des émétiques, des purgatifs et des excitans internes, toujours plus dangereux à raison de la surface sur laquelle on les applique.

Il n'y a nul inconvénient, il est avantageux, au contraire, pour l'homme étranger à l'art de guérir, de se mettre à la diète ou de se retrancher des alimens, de faire usage de boissons adoucissantes et calmantes, de bains tièdes, de cataplasmes, lotions, fomentations et lavemens émolliens, lorsqu'à la suite des excès de travail, de l'action de la chaleur ou du froid, ou par l'effet des *ingesta* stimulans, il éprouve du malaise, de l'inquiétude, du dégoût, de la fièvre, des douleurs locales, et autres symptômes de maladies irritatives; mais si la maladie ne s'amende pas et ne cesse pas promptement sous l'emploi de ces moyens, la prudence est de recourir aussitôt à un médecin. L'axiome populaire, que *tout homme peut être son médecin*, est de toute fausseté; car nous voyons tous les jours les personnes les plus sensées, mais étrangères à l'étude de la physiologie et de la pathologie, ou imbues à cet égard des préjugés vulgaires, se tromper plus lourdement sur leur état et sur ce qui leur convient, que ne le font les animaux bornés au pur instinct.

Je ne m'étendrai pas davantage sur l'hygiène publique, qui, par ses rapports avec la politique, avec le pouvoir administratif, avec l'économie domestique, sort en quelque sorte des attributs de la médecine ordinaire. Un conseil de salubrité publique vient d'être organisé à Tulle par les soins de M. le marquis de Villeneuve, préfet du département. Puisse ce conseil s'occuper de ces grands intérêts! Puisse-t-il avoir assez de moyens et de ressources pour répondre à tous les besoins!

Remarque. L'on a trop loué et trop déprécié les habitans de la campagne. Les uns leur attribuent des mœurs douces, paisibles, tranquilles; on loue la force de leurs corps; on vante leur fraîcheur, leur santé; on pense qu'il sont heureux, qu'ils vivent *presque selon les vœux de la nature*, que leur sensibilité est *l'image de cette nature*. Mais malheureusement que d'exagération dans ces croyances, que de fausseté dans ces assertions, déplacées dans un *traité d'hygiène domestique*, et tout au plus supportables dans les romans!

La nourriture végétale, l'eau, le lait, peuvent entretenir la fraîcheur, la santé, le calme des passions, les dispositions morales les plus douces; mais ce régime n'est supportable que pour un peuple pasteur: en diminuant la vivacité de l'homme, ainsi que ses forces physiques, cette nourriture le dispose à la paresse, à la fainéantise; et c'est alors qu'il recherche les stimulans pour en abuser, les assaisonnemens âcres, les liqueurs fortes, dont il fait un usage d'autant plus abusif et d'autant plus nuisible, qu'il y est moins accoutumé et qu'il éprouve plus d'obstacles pour se les procurer. Combien n'est-il pas préférable que l'homme des champs puisse faire un usage habituel et modéré d'alimens toniques et réparateurs qui, sans trop le stimuler, lui donnent les forces que nécessite une vie laborieuse, laquelle, maintenue dans de justes bornes, sera tout-à-fait à l'avantage de la santé, des bonnes mœurs, des intérêts de la famille et de la société entière.

D'autres ont accusé les villageois de grossièreté, d'ignorance; on les a regardés comme une vile canaille, disposée à tous les vices, incapable d'aucune vertu, et qu'il fallait absolument conduire ou diriger sans jamais lui lâcher la corde. L'on semble croire que la classe la plus nombreuse de la société est incapable d'avoir un esprit cultivé; que les alimens grossiers dont elle se nourrit, que ses habitudes ne peuvent que lui transmettre l'ignorance. Mais le peuple des campagnes n'est ignorant que parce qu'il reste sans instruction: s'il est inférieur, sous ce rapport, à celui des villes, c'est qu'il n'a pas les mêmes occasions de s'instruire; mais il a au moins autant de facilité ou de dispositions. Le travail, s'il n'est pas trop pénible, n'est pas contraire à l'intelligence; un air pur lui est favorable; les alimens, quelque grossiers qu'ils soient, s'ils sont assez nourrissans, s'ils ne sont pas trop difficiles à digérer, ne sauraient non plus être contraires au développement intellectuel.

Quant à la disposition au vice que l'on reconnaît au peuple, il n'est pas difficile d'en trouver la cause. Ce peuple n'est pas aussi stupide qu'on le croit : il voit, il reconnaît, il sent trop souvent l'astuce, la félonie, la rapacité de tant d'êtres prétendus nécessaires qui le dévorent vivant. Alors, peut-on exiger de lui qu'il soit plus sage que ses modèles ? Il suit les traces qu'on lui montre; il devient hypocrite pour mieux parvenir à ses vues; il affecte une ignorante simplicité pour que l'on ne s'aperçoive pas qu'il ne tend qu'à ses intérêts; et, pour arriver à son but, souvent il emploiera des moyens criminels, s'il croit pouvoir les tenir secrets, ou les justifier d'après les formules en usage dans l'opinion. Mais l'homme ne naît pas essentiellement mauvais : singe et imitateur de sa nature, il embrasserait vivement la vertu, si on la lui montrait plus souvent ; il s'y attacherait avec d'autant plus d'ardeur que la vertu seule peut le faire jouir du plus parfait bonheur. Mais le mal est donc dans la nature ? le bien y est donc trop rare ? et pourquoi la partie la plus civilisée de la société ne donne-t-elle pas de meilleurs exemples à ce peuple avide de les suivre ? — Pourquoi ? parceque l'éducation est mauvaise; parceque l'orgueil, la vanité, de fausses idées de grandeur, ont corrompu l'homme à mesure qu'il s'est éloigné de la nature, lui ont fait croire qu'il n'était pas l'égal des autres hommes, lui ont fait voir le bonheur dans la déception et la tyrannie ! Mais ce mal est-il incurable ?...

Oui, le peuple a des vices ; mais il n'en est pas le seul coupable : il faut en accuser principalement les exemples qu'on lui donne, une éducation vicieuse, le manque d'instruction ; mais la vertu ne trouve pas moins d'accès chez lui que parmi les autres classes de la société. Eh! que sont les vices de cette partie de la nation qui ne connaît que l'obéissance et la soumission, si on les oppose aux excès atroces de notre révolution, à l'odieuse réaction qui l'a suivie, et à l'arrière-pensée de ces hommes perfides qui, d'accord avec les fougueux révolutionnaires pour monter aux dignités, les cadavres des défenseurs de la liberté servant de gradins, accusaient naguère la bonté de nos princes, qu'ils trouvaient en opposition avec leurs desseins sanguinaires ?

La médecine physiologique a fait diminuer considérablement la mortalité : celle-ci, qui égalait autrefois le trentième de la population, et qui se maintient encore à ce degré dans les communes où les lumières n'ont pas pénétré, n'est aujourd'hui que d'un quarantième pour la totalité de la France, et d'un cinquantième seulement dans les communes où la nouvelle médecine a complètement remplacé l'ancienne ; et c'est au moment que tant de causes de mort se multiplient autour de nous que la nouvelle science opère ses prodiges. Que serait-ce s'il ne tenait qu'à elle de faire disparaître ces causes, ou si ses heureux résultats étaient secondés ou soutenus par d'autres améliorations que réclame aujourd'hui l'état social?

La guerre, qui a désolé la France pendant vingt-cinq ans, lui a enlevé l'élite de sa population. Il est facile de s'apercevoir qu'il existe aujourd'hui un nombre proportionnellement plus grand qu'autrefois d'hommes d'une petite stature, délicats ou infirmes ; ce sont ceux que la conscription a épargnés, et leurs descendants, héritiers en général de la constitution paternelle. Or, qui doute que la longévité, *la puissance de vie* de ces hommes, ne soit moindre que celle des personnes plus fortement constituées ?

D'un autre côté, depuis que la guerre a cessé ses ravages, et depuis que la médecine a donné les moyens de conserver à la vie un plus grand nombre d'hommes, les arts industriels n'ayant point fait des progrès proportionnés à l'augmentation de la population, les moyens d'existence ont diminué, et le sort des peuples ne s'est pas trouvé meilleur. Les mariages sont devenus plus rares, parcequ'il y a moins d'emplois, moins d'activité, moins de mouvement dans les successions ; et le nombre des enfans trouvés est, en revanche, beaucoup plus considérable. La population s'accroît par ces naissances d'êtres malheureux, et par les progrès de la médecine : celle-ci s'exerce donc sur un plus grand nombre d'orphelins, d'infirmes, de malheureux ; et du bien même qu'elle produit tend à sortir le mal, l'accroissement de la population étant par lui-même contraire à cet accroissement, si les arts, l'économie, l'industrie, etc., n'améliorent pas en même temps le sort de l'humanité.

§ IV. *Thérapeutique.* Le traitement antiphlogistique est celui que réclament en général les maladies, puisqu'elles dépendent le plus souvent de l'irritation de quelque organe, et que la faiblesse n'est ordinairement que secondaire. Néanmoins le peuple se guérit ici d'une foule de phlegmasies, notamment de pleurésies et de pneumonies, par des breuvages stimulans, composés de vin, d'ail, de poivre, de lard, etc. D'autres fois, des embarras gastriques, des gastro-entérites légères, sont promptement dissipés par les vomitifs ou les purgatifs. Le médecin peut-il se permettre quelquefois d'imiter cette conduite empirique?

Il est certainement bien avantageux de pouvoir arrêter dans son début une maladie grave, une pneumonie, une gastro-entérite (embarras gastro-intestinal), par une potion stimulante ou par un éméto-cathartique; mais, outre que l'on est rarement consulté au début de ces maladies, les moyens stimulans, ordinairement meurtriers lorsque la maladie est déclarée, sont encore très dangereux dans l'invasion; et les antiphlogistiques, tels que la saignée, dans quelques cas, la diète et les délayans, dans quelques autres, sont toujours plus sûrs et à peu près aussi prompts dans leurs effets. Pour pouvoir employer les stimulans avec sûreté, il faudrait que la médecine fût plus avancée qu'elle ne l'est encore; il faudrait que l'on eût précisé les cas où ils sont avantageux et ceux où ils peuvent être nuisibles : jusque là, le médecin prudent s'en tiendra ordinairement aux antiphlogistiques. Je lis dans les *Annales de la médecine physiologique*, tome VII, p. 364 : « Proscrire sans distinction tous les évacuans pour s'en tenir exclusivement aux émissions sanguines, c'est créer à plaisir des *fièvres cérébrales*, comme, dans d'autres cas, par la même pratique, on crée souvent des péripneumonies, etc. J'ai vu périr beaucoup d'individus qu'un simple purgatif eût indubitablement sauvés. » Mais M. Guérin de Mamers, qui s'exprime ainsi, ne dit pas de quelle manière ont été traitées les *fièvres cérébrales* ou les pneumonies qu'on eût pu guérir par un purgatif. Quant à moi, je pense que ces sortes d'agens sont d'une nécessité moins rigoureuse : cependant on peut les prescrire quelquefois, soit pour varier les moyens de guérison, soit pour plaire aux malades, soit encore pour tranquilliser les apothicaires. Mais il est bon de remarquer, à cet égard, que c'est dans le début des maladies, principalement chez les tempéramens lymphatiques, et dans les pays froids, tels que la montagne, que ces tentatives, ou cette espèce de jeu à quitte ou double, présentent moins de dangers et réussissent plus souvent.

Les succès que procurent quelquefois les stimulans ne sauraient toutefois justifier la pratique d'un grand nombre de médecins qui, n'ayant modifié leurs méthodes thérapeutiques que par une concession en quelque sorte forcée en faveur de la doctrine physiologique, et ne pouvant entièrement se défaire de leurs vieilles habitudes, ou voulant même parfois les justifier, prescrivent encore banalement des alimens, des médicamens stimulans, des purgatifs, etc., dans l'inflammation la plus intense, ou bien combinent, de la manière la plus bizarre et la plus absurde, ces mêmes moyens avec les antiphlogistiques et surtout avec l'emploi des sangsues. Cet alliage monstrueux d'agens aussi diamétralement opposés est peut-être plus dangereux que l'humorisme ou le brownisme pur. C'est en suivant ce système, si contraire au simple bon sens, que des soi-disant éclectiques, qui prétendent avoir saisi l'essence de toutes les doctrines, et qui, traitant de *systématiques* ou *d'exclusifs* les partisans de la médecine physiologique, rendent un grand nombre de maladies rapidement mortelles, ou les font passer à l'état de chronicité, en dépit des forces curatrices de la nature et de la facilité de guérison que possédait une médecine plus rationnelle. Et l'on ne manque pas de dire alors que l'on a mis en pratique toutes les méthodes de traitement, ou bien l'on cherche à rejeter sur les sangsues les mauvais effets de leur application mal ordonnée, et l'action pernicieuse des stimulans qu'on leur a associés. Ainsi l'on voit des irritations gastro-céphaliques légères se terminer rapidement par des apoplexies mortelles, à l'occasion d'un purgatif ou d'une petite application de sangsues au cou; et l'on accuse alors l'évacuation sanguine, dont tout le tort est d'avoir été trop peu copieuse ou mal placée. De même encore, il n'est pas rare de rencontrer dans ce département des gastro-entérites qui datent de plusieurs mois ou de plusieurs années et qui ne sont entretenues que par des stimulans, ou par un traitement semi-stimulant et semi-antiphlogistique. Les malades atteints de ces phlegmasies ont perdu tout espoir de guérison et toute confiance en la médecine : ils ont, disent-ils, employé tous les remèdes ; ceux-ci ne font qu'aggraver leur mal. Ils ont recours aux prières, aux vœux, aux pèlerinages ; mais la cruelle maladie fait toujours des progrès. Hé bien ! le médecin physiologiste guérit souvent de pareils malades dans l'espace de quelques jours : il suffit de faire cesser l'usage des stimulans, de faire sentir la nécessité d'un régime sévère, d'ordonner des boissons, des bains ou quelques sangsues, et la maladie cesse comme par enchantement. Mais ces guérisons sont trop simples pour faire beaucoup d'honneur au nouveau médecin, surtout dans certaine ville et dans tel arrondissement où les coteries font repousser les vérités les plus simples et les plus utiles, par la raison qu'elles peuvent nuire à des apothicaires, à des médecins en crédit, ou par les motifs d'un vil et coupable intérêt. Alors l'envie, évoquant le fatalisme auquel l'homme ignorant ou superstitieux est si enclin, insinue que la maladie était parvenue à son terme, qu'elle devait guérir, qu'il serait absurde d'attribuer cette guérison à quelque modification peu importante du traitement, etc. ; et les imposteurs seront crus, parceque le public n'aime que le merveilleux et l'incompréhensible ! et le véritable bienfait sera payé d'ingratitude, parceque l'homme vulgaire ne distribue sa reconnaissance qu'en raison du mal qu'on lui fait !

Des médecins, dans le but de déprécier la médecine physiologique, pourraient-ils quelquefois prodiguer ses moyens, tels que les saignées, les sangsues, les sétons, soit en les ordonnant mal à propos, soit en leur associant d'autres agens capables d'en détruire les bons effets ? à l'exemple des Rasoristes d'Italie, pourraient-ils, par honte ou par vanité, suivre encore des systèmes de traitement dont ils doivent connaître les pernicieux résultats ?... Si l'on ne peut croire à des intentions aussi révoltantes, qui supposent la moralité la plus atroce, l'on est forcé, en réfléchissant sur certaines inconséquences, de reconnaître de grandes incapacités ou de grands défauts de jugement.

Il n'est pas rare de voir des médecins doués pourtant d'un bon jugement et devenus partisans de la médecine physiologique, mais sans l'avoir peut-être suffisamment étudiée, abuser des saignées générales et locales. Ainsi l'on voit employer la saignée générale dans des phlegmasies avec épuisement, avec prostration des forces et faiblesse de la circulation; et souvent le malade meurt quelques heures après. Il vaut mieux alors commencer par quelques petites applications de sangsues, sauf à les répéter ou même à venir ensuite à la saignée générale, si les forces se relèvent tandis que la phlegmasie persiste. D'autres fois l'on ordonne de nombreuses applications de sangsues pour de légères irritations qui peuvent être enlevées par quelques jours de diète ou par l'usage de quelques adoucissans. Il se peut que des médecins soient quelquefois trompés par l'émotion fébrile que leur présence, un repas, un exercice pénible, une affection morale passagère, peuvent causer à leurs malades, et peut-être est-il difficile d'éviter toute erreur à cet égard, surtout si l'on ne voit les malades qu'en passant, ou trop à la hâte. Le médecin ne peut pas non plus prévoir toutes les crises qui peuvent avoir lieu spontanément, quoiqu'il sache les produire; il ne peut pas toujours calculer au juste la résistance de la maladie, et l'on ne devrait pas lui faire un crime de l'excès de moyens et de précautions qu'il prend quelquefois pour obtenir une solution heureuse. Mais d'autres fois l'on applique des sangsues à des malades qui n'absorbent plus et chez lesquels le marasme fait des progrès rapides. Le fondateur de la médecine physiologique défend alors de faire perdre du sang, ne fût-ce que quelques gouttes : c'est un précepte dont la témérité de quelques médecins m'a démontré toute l'importance, en me faisant voir que le terme fatal est, dans ces cas, beaucoup avancé par les plus légères évacuations sanguines. Il est dangereux aussi de trop affaiblir l'estomac par des boissons émollientes, dans les gastro-entérites chroniques, surtout chez les vieillards qui ne veulent pas se soumettre à une diète sévère: par ce moyen, l'on fait faire de mauvaises digestions qui entretiennent l'irritation, et l'on conduit le malade à l'hydropisie. Il vaut mieux alors diminuer le nombre des repas et la quantité des alimens; quelquefois même il faut permettre de légères doses de vin pour accélérer la digestion : ainsi, les malades se soutiennent, ils prennent des forces, et l'irritation se calme peu à peu dans les intervalles des digestions.

Les médecins n'emploient pas assez souvent le

froid dans le traitement des maladies; mais quelques uns peut-être l'emploient inconsidérément. Le froid est essentiellement sédatif et débilitant : il est donc l'antidote naturel de l'inflammation, comme l'a dit le docteur Tanchou. J'ai eu souvent occasion d'observer, et quelques uns de mes confrères ont fait la même remarque, que la médecine ne possède pas d'agent qui puisse dissiper aussi promptement certaines inflammations; et son action, aidée ou soutenue par les autres moyens convenables, opère des guérisons aussi solides, sans laisser les mêmes délabremens dans la constitution, que les saignées répétées ou l'abstinence prolongée. Cependant ce moyen ne convient pas dans les phlegmasies pectorales, sans doute à cause du mode de sympathie qui lie la peau aux organes pulmonaires, et de l'impossibilité de porter directement le froid sur le poumon, tandis qu'il faudrait en même temps réchauffer la peau pour produire une action révulsive inverse de celle qui détermine ordinairement les péripneumonies. C'est principalement dans les gastro-entérites avec chaleur ardente, dans les gastro-céphalites intenses et dans l'apoplexie, que les appositions internes et externes du froid deviennent avantageuses. Mais aucun moyen n'exige plus de sagacité pour en diriger convenablement l'action : car il faut toujours veiller à ce que l'effet immédiat ou sédatif du froid ne détermine pas une réaction qui ne serait qu'une exaspération de la phlegmasie. Faire précéder les évacuations sanguines et les réitérer toutes les fois que la réaction est imminente ; ne pas interrompre les applications réfrigérantes avant que l'on ait suffisamment affaibli l'exaltation vitale, mais les susprendre alors pour y revenir encore si l'irritation se rétablit ; irriter ou échauffer fortement les pieds lorsqu'ils tendent à se refroidir pendant que l'on fait agir le froid sur la tête ou sur l'abdomen ; en cesser l'emploi si l'on remarque une disposition aux phlegmasies pulmonaires : telles sont les principales règles pour procéder à l'usage thérapeutique du froid. Lorsqu'il est administré ainsi méthodiquement, la répercussion ou la réaction vitale qu'il détermine, trop redoutées, à ce je crois, de quelques uns des auteurs du *Dictionnaire abrégé des sciences médicales*, ne doivent pas être des phlegmasies nouvelles, mais bien un rétablissement avantageux des diverses sécrétions.

Lorsque, par les antiphlogistiques directs, l'on a épuisé l'excitation morbide du système sanguin, et que la phlegmasie persiste, il faut avoir recours aux révulsifs externes. Ces moyens ne sont guère moins utiles dans les phlegmasies gastriques, que dans les inflammations pulmonaires ; mais il faut, dans les premières surtout, faire choix des irritans les plus appropriés, et ne jamais devancer le moment de leur application. Les révulsifs suppurans doivent souvent être préférés. La physiologie moderne semble mépriser un peu trop cette suppuration. Sans renouveler des théories humorales surannées, l'on peut pourtant concevoir qu'un organe enflammé puisse être dégorgé et son irritation révulsée par un vésicatoire ou un séton établi dans son voisinage, aussi bien que par l'évacuation sanguine et l'irritation que produisent les sangsues ou les ventouses scarifiées. Un irritant suppuratif produit certainement un effet analogue à celui de la ventouse ou des sangsues; mais son irritation est plus forte, et il est moins débilitant; l'évacuation qu'il produit est moins abondante mais plus durable; elle est moins physique et plus vitale. Cette différence d'action est assez grande pour que ces divers moyens, malgré leur analogie, ne puissent pas être employés indifféremment, ni remplacés les uns par les autres. (Voyez l'observation première.)

L'indocilité des malades peut quelquefois décider les médecins sur l'emploi des moyens révulsifs. Des malades, attaqués de gastro-entérites, se trouvant soulagés par une application de sangsues, veulent absolument reprendre leur régime et leurs travaux habituels, avant d'être suffisamment guéris. Le seul moyen alors de prévenir une chronicité, souvent incurable, consiste à leur appliquer des vésicatoires, pour leur faire observer le repos et le régime pendant le temps nécessaire à la guérison (1).

Quand une inflammation a produit la désorganisation, l'on peut encore espérer de la guérir, si les

(1) J'ai perdu, faute d'avoir employé ce moyen, un paysan attaqué d'une gastrite chronique, qui s'était exaspérée jusqu'à l'état aigu. Je lui fis appliquer vingt sangsues qui le soulagèrent au point qu'il voulut reprendre de suite ses travaux. Malgré toutes mes remontrances, il alla labourer deux jours après cette application; et c'était au plus fort de la chaleur du mois de juin : les travaux étaient trop urgens dans ce moment, disait-il, pour qu'il pût continuer son traitement. Deux mois après, cet homme me fit encore appeler; mais je le trouvai incurable.

organes essentiels à la vie ne sont pas entièrement compromis. Les guérisons de cancers sont aujourd'hui assez multipliées. L'on voit quelquefois des pneumonies aiguës, qui semblaient désespérées, se terminer heureusement par une vomique qui s'ouvre dans les bronches ; des pneumonies phthisiques guérissent après une abondante suppuration, malgré la formation probable d'une caverne dans le lieu le plus douloureux, qui devient tout-à-coup sonore, tandis que le pourtour reste encore mat; des pleurésies se terminent favorablement après avoir offert pendant long-temps tous les signes de l'épanchement thoracique, etc, etc. (J'ai vu des exemples de tous ces faits.) Quelle persévérance ne faut-il donc pas apporter en général dans le traitement des maladies, et combien ne faut-il pas insister sur tous les moyens qui peuvent aider la guérison !

Les névroses sont ordinairement des irritations ou des inflammations de nerfs, considérées soit dans leurs centres, soit dans leurs expansions ; elles exigent par conséquent un traitement antiphlogistique plus ou moins actif. Cependant l'on est forcé de donner des stimulans, quand même l'irritation aurait son siége dans l'estomac, dans certains cas où les malades tombent en défaillance aussitôt qu'on veut les assujettir à la diète ou au régime émollient. L'on trouve aussi, chez les sujets nerveux surtout, des inflammations devenues en quelque sorte *constitutionnelles*, ou tellement enracinées que l'on tirerait tout le sang plutôt que de les détruire; plus l'on diminue la masse du sang, dans ces cas, plus l'organe irrité en attire vers lui : les révulsifs irritans augmentent encore alors l'irritation morbide. Il n'y a peut-être pas d'autres moyens de dompter l'excessive irritabilité de ces organes indociles que de temporiser avec eux, de leur offrir les stimulans qu'ils réclament énergiquement, tout en les conduisant par degrés à un régime débilitant aussi sévère qu'ils peuvent le supporter, et d'employer en même temps de doux révulsifs comme les bains, les exercices, les distractions. Il faut surtout éviter les évacuations sanguines excessives chez cette sorte d'individus.

L'on a trop blâmé l'usage des évacuations sanguines dans le traitement de la manie. L'on a trop recommandé aussi de séquestrer les aliénés de leur famille et de les transporter dans des hospices *ad hoc* (ce qui n'empêche pas de sentir la nécessité d'un établissement de ce genre qui manque à ce département). Le traitement de cette maladie ne doit guère différer de celui des autres gastro-céphalites; mais il faut insister davantage sur les émissions sanguines chez les aliénés, parce qu'il importe de guérir vite ces sortes de malades, tant pour les succès du traitement que pour les mettre à l'abri de l'opinion publique qui tend à les flétrir. Il est avantageux de pratiquer la saignée ou de mettre les sangsues de force, si l'aliéné s'y refuse, et de les répéter, dans le plus court délai, autant de fois que peuvent l'exiger la violence de la fièvre ou l'intensité de l'inflammation. Par ce moyen, l'on guérit en peu de jours les manies les plus violentes ; elles ne se prolongent que par les vices du traitement. Les douches sont nuisibles dans cette affection; mais les fomentations froides sont souvent avantageuses. Les révulsifs doivent aussi suivre immédiatement les saignées. Il est toujours inutile de chercher à raisonner avec les fous durant l'intensité de la manie : c'est par la force, ou plutôt par la crainte qu'il faut alors les conduire; mais aussitôt que la maladie commence à céder, on peut, par une sorte d'éducation, aider le rétablissement des fonctions intellectuelles. Tels sont les principes du traitement qui m'a réussi pour cette affection malheureusement assez commune dans ce département.

Les monomanies et hypochondries sont difficiles à guérir, parce que les malades qui en sont atteints conservant en partie leurs facultés intellectuelles et morales, l'on n'a pas le droit de les soumettre au traitement violent de la manie. D'ailleurs la légère irritation dont ces maladies dépendent est continuellement entretenue par une direction vicieuse des idées que le médecin peut rarement maîtriser. L'on a guéri le mélancolique ou l'hypochondriaque, lorsqu'on est parvenu à diriger convenablement ses idées, si en même temps l'on ne néglige pas d'employer tous les moyens que peut réclamer l'irritation morbide, qui est tout à la fois cause et effet de l'aliénation mentale. Il est rare aussi, lorsque cette irritation est traitée avec persévérance par les moyens convenables, de ne pas voir, après un temps plus ou moins long, l'aliénation céder enfin, et les idées prendre une direction plus naturelle. Mais que de difficultés pour faire suivre un traitement à ces malades!

Le goître, les scrofules, les fièvres intermittentes, exigent souvent les antiphlogistiques. Les excitans, l'iode, la quinine, les purgatifs etc., sont aussi très avantageux dans ces affections ; mais, pour administrer ces stimulans avec succès, il est souvent nécessaire d'affaiblir préalablement l'irritation qui peut rendre leur emploi dangereux, ou qui empêche d'en retirer de bons effets. Le peuple se refuse trop souvent au traitement antiphlogistique dans les irritations intermittentes. Dans un cas d'une double pleurésie intermittente[1], je prescrivis une application de sangsues sur les deux côtés douloureux, suivie immédiatement de vésicatoires sur les mêmes régions. Le malade, après avoir mis les sangsues, ne voulut qu'un seul vésicatoire, que l'on mit sur le côté qui était le plus douloureux. La douleur intermittente ne reparut plus de ce côté, mais elle revint encore du côté opposé, jusqu'au moment où une éruption de furoncles, qui se manifesta sur ce dernier point, dissipa complètement cette intermittence. Cette observation prouve, ce me semble, que je combattis cette maladie par les moyens les plus convenables, puisque la nature, pour terminer sa guérison, se servit de moyens analogues ; elle prouve aussi que l'on néglige trop les antiphlogistiques dans les maladies intermittentes. Il est douteux que celle dont je viens de parler eût guéri aussi parfaitement, si je l'avais traitée par les stimulans internes.

Il n'est jamais nécessaire, il peut être nuisible au contraire, de laisser les fièvres intermittentes se prolonger, de les abandonner à elles-mêmes, comme on le fait dans ce département, ou comme le conseillent encore quelques médecins. Ce qui peut avoir accrédité cette erreur, c'est souvent la difficulté de les guérir, lorsqu'on les traite sans méthode ; c'est que l'on voit quelquefois des maladies chroniques rebelles se terminer par des fièvres intermittentes, et guérir. Les ontologistes voient, dans ce dernier phénomène, deux maladies : l'une continue, plus malfaisante ; l'autre intermittente, moins redoutable, avantageuse même, en ce qu'elle a chassé la première. Mais le médecin physiologiste ne se contentera pas de ce raisonnement, digne des siècles barbares : habitué à se rendre raison des faits, il verra qu'une irritation continue ne devient intermittente que parcequ'elle guérit ; il la verra diminuer de plus en plus, si elle quitte le type quotidien pour prendre le type tierce, ou celui-ci pour le type quarte. Toutes ces transformations signifient en effet que l'irritation diminue, et qu'elle s'éteint par degrés. Elles ne peuvent donc pas faire considérer la fièvre intermittente comme un être bienfaisant : il faut donc s'attacher à détruire les accès de cette dernière, de même qu'il faut toujours poursuivre les maladies continues ; mais il faut y procéder méthodiquement, car les accès des intermittentes, abandonnés ou traités empiriquement (ce qui est encore trop commun), peuvent aboutir ou repasser à un état continu, souvent incurable, ou bien produire la mort par leur intensité même.

Dans les fièvres rémittentes pernicieuses, l'on réussit très bien en employant de fortes évacuations sanguines qui rendent la maladie intermittente ; et en donnant, aussitôt que l'on a obtenu ce résultat, le sulfate de quinine à haute dose, pour arrêter les accès. Mais l'apoplexie rémittente est ordinairement au-dessus des ressources de l'art.

L'on sent bien que je ne parlerai pas du traitement des fièvres *malignes*, *putrides*, *catarrhales*, *bilieuses*, *vermineuses* etc. Ces grands mots, vides de sens, ne sont plus employés que par les ontologistes, pour faire excuser les mauvais résultats de leur pratique incendiaire.

Les eaux minérales de Miers, département du Lot, sont très fréquentées par les habitans de la Corrèze. Ces eaux, quoique faiblement minéralisées, contiennent des sels purgatifs, principalement du sulfate de magnésie ; elles dégagent aussi, mais faiblement, du gaz acide hydro-sulfurique. Le peuple les regarde comme un préservatif contre la plupart des infirmités dont il est menacé, et comme une panacée contre presque toutes les maladies chroniques. Cette idée est la même que celle que l'on se faisait de l'action des purgatifs, dont la médecine moderne a reconnu les dangers dans la plupart des cas, et que l'on peut remplacer si avantageusement par la sobriété, par un régime rafraîchissant, etc. (1).

(1) Lorsque je commençai à pratiquer la médecine dans le département de la Corrèze, la plupart des personnes aisées avaient l'habitude de se purger ou de se faire vomir périodiquement une fois par an, ou même plusieurs fois chaque année. Ces sortes de personnes étaient habituellement malades; elles l'étaient d'autant plus qu'elles se purgeaient davantage; et de là, l'on déduisait l'indication de les purger encore, ce qui ne manquait pas d'amener, après un temps plus ou moins long, une

Mais voici l'idée que l'on peut se faire des propriétés de l'eau de Miers, de celle de Gramat, et autres sources analogues.

Ces eaux sont rafraîchissantes pour les personnes accoutumées à des stimulans plus forts, tels que le vin, l'eau-de-vie, les liqueurs de table, et pour les malades qui prenaient auparavant des médicamens plus énergiques ; aussi sont-elles ordinairement avantageuses à ces sortes de personnes, qui se trouveraient sans doute mieux encore de l'usage des eaux plus pures qui coulent dans nos rivières ou qui jaillissent de nos fontaines. En effet, depuis quelques années, des préjugés populaires ayant fait regarder comme minérales quelques sources qui fournissent une eau presque aussi pure que celle que l'on vient de distiller, un grand nombre de personnes boivent maintenant ces nouvelles eaux avec autant d'avantage, et surtout avec moins d'accidens, que celles qui sont véritablement minérales.

Mais, pour un grand nombre de personnes, les eaux de Miers sont irritantes, soit à cause des sels et du gaz qu'elles contiennent, soit parcequ'on les prend à des doses excessives (depuis deux jusqu'à cinq ou six litres), soit enfin par la réaction qu'elles peuvent déterminer comme corps froid. Elles produisent souvent des phlegmasies cérébrales ou

désorganisation mortelle. Enfin, quelques médecins corréziens, frappés de ces résultats, ont travaillé à faire perdre des habitudes si dangereuses. Leurs nobles efforts commencent à être couronnés de succès : l'on ne vend presque plus de vomitifs, de purgatifs, et le peuple s'en trouve beaucoup mieux. Il est bon de noter ces faits, sur lesquels se taisent les ennemis de la science.

pulmonaires; elles ont déterminé quelquefois des fièvres intermittentes, tandis que d'autres fois elles ont dissipé ces mêmes affections ; elles guérissent aussi des gastro-entérites continues, légères, et plus souvent elles les exaspèrent : elles sont néanmoins parfois avantageuses, sur la fin de ces dernières affections, lorsqu'il n'existe plus qu'un faible degré d'irritation qui se dissipe trop lentement sous l'emploi des antiphlogistiques. Mais, en général, l'on peut dire que ces eaux produisent plus de mal que de bien, et l'on est encore dans l'habitude de prendre à leur suite un violent purgatif, qui ne manque guère d'augmenter le mal ou de détruire le bon effet qu'elles ont pu produire.

Administrées avec plus de précaution, les eaux salines de Miers, celles de Gramat (Lot), qui, outre divers sels, contiennent de l'acide carbonique, peuvent être fort avantageuses dans les gastro-entérites continues ou intermittentes, lorsqu'après avoir détruit complètement l'irritation, l'engorgement inflammatoire persiste et s'oppose au rétablissement des fonctions, ou bien lorsqu'il existe habituellement un embarras gastro-intestinal qui résiste à la diète, aux délayans, aux antiphlogistiques, ce qui a quelquefois lieu chez les tempéramens lymphatiques, dont l'irritabilité des systèmes sanguin et nerveux est peu active : elles sont de même très utiles dans les phlegmasies chroniques du foie, de la rate, du mésentère, que l'on connaît sous les noms d'*engorgemens*, d'*obstructions* ; enfin, dans les flueurs blanches, l'aménorrhée, le goître, les scrofules, les ulcères anciens, les ophthalmies chroniques, toutes les fois que ces maladies se prolongent malgré le traitement antiphlogistique et révulsif approprié. Par le gaz qu'elles contiennent, ces eaux peuvent peut-être quelquefois agir comme calmantes ou sédatives du système nerveux : elles seront donc parfois utiles dans les névroses, dans les irritations du tissu nerveux. Enfin, le plaisir, les distractions que l'on trouve auprès des sources, doivent beaucoup contribuer à leurs bons effets.

PREMIÈRE OBSERVATION.

Pétronille B., âgée de trente-six ans, douée d'un tempérament nervoso-sanguin, avait éprouvé de vives affections morales, et était affectée, peut-être depuis sa puberté, d'une gastro-entéro-métrite, devenue en quelque sorte constitutionnelle, et caractérisée par des douleurs, des chaleurs dans tout l'abdomen, des fleurs blanches, etc. Dans le printemps de l'année 1824, Pétronille but de l'eau froide, et se trouva tout-à-coup exposée à un vent piquant à la suite d'un exercice pénible. Dès le lendemain, une gastro-pleuro-céphalite débute par un violent frisson ; bientôt les douleurs sont intolérables, l'anxiété extrême. Trente sangsues appliquées à l'épigastre et sur le côté douloureux, dissipent la fièvre et la douleur ; mais ce n'est qu'une intermittence, et, quarante-huit heures après la première invasion, paraît un second accès plus fort encore que le premier. Le pouls est concentré, les forces musculaires sont abattues, le découragement est très grand. Dès lors, je vis que la maladie était une fièvre-tierce pernicieuse. Cependant, comme la malade était attaquée de gastrite chronique antérieurement à cette nouvelle affection, je voulus d'abord essayer le quinquina en frictions et en lavemens; mais le troisième accès ayant été encore plus terrible, et la malade ayant failli succomber à son intensité, je fis prendre, aussitôt après, le sulfate de quinine. Douze grains de ce sel furent administrés dans l'intermittence qui suivit le troisième accès, et quelques légères doses furent continuées les jours suivans.

Les accès sont dès lors supprimés : mais bientôt la chaleur la plus ardente se fait sentir dans tout le corps, et principalement dans l'abdomen; la douleur de tête est insupportable; la malade pousse des gémissemens continuels; le pouls devient petit, serré, fréquent; la faiblesse musculaire est si grande que tout mouvement volontaire est impossible; le corps maigrit rapidement, et les traits resserrés de la physionomie indiquent la souffrance la plus vive. Eau de gomme; lavemens; deux ou trois bains frais par jour, de deux heures chacun; fomentations froides sur la tête et l'abdomen dans l'intervalle des bains; diète absolue; tous les quatre ou cinq jours, application sur l'abdomen de quelques sangsues, dont les piqûres saignaient dans le bain.

Ce traitement fut continué près d'un mois. Les bains procuraient un grand soulagement, et la malade y passait une grande partie des jours et même des nuits. La chaleur diminua peu à peu, le pouls se releva légèrement; mais la faiblesse était si grande que la malade restait toujours dans la position où on la plaçait. L'on voulut essayer de légers bouillons; mais ils reproduisaient la chaleur gastrique, avec des aigreurs insupportables: il fallut se contenter de l'eau de poulet et de quelques cuillerées de lait mêlées parfois à la tisane.

Cependant la guérison se faisait attendre; cette personne désespérait de reprendre ses forces, et, pour tâcher de les recouvrer, elle voulait absolument manger, quoiqu'elle n'eût aucun goût, quoiqu'elle éprouvât encore des chaleurs et des douleurs. L'estomac était donc encore le siége d'une vive inflammation: les alimens les plus doux ne pouvaient être supportés; ils exaspéraient vivement toutes les souffrances. La chaleur de la peau était pourtant assez naturelle; les fibres avaient perdu leur tension, leur sécheresse, leur rigidité: les bains commençaient à ennuyer, ainsi que les autres moyens; un séton fut appliqué à l'épigastre.

Peu de temps après, la malade put supporter le lait, le bouillon, les crêmes, etc. Bientôt l'appétit devint dévorant, et, malgré une alimentation trop copieuse que l'on ne pouvait empêcher, Pétronille a été parfaitement guérie après trois mois de maladie.

L'on ne peut guère douter que le séton n'ait concouru à cette guérison, ainsi que les autres moyens antiphlogistiques qui avaient précédé, et qui furent encore continués quelque temps pendant cette révulsion. Le séton est préférable au vésicatoire dans les phlegmasies gastriques, parcequ'il est moins douloureux et qu'il produit une suppuration plus profonde et plus durable. Cependant, lorsque les malades se refusent au séton, et qu'ils s'affaiblissent par les sangsues ou la diète, sans faire de progrès vers la guérison, le vésicatoire est encore avantageux. Il produit toujours de la fièvre, et il exaspère par conséquent la phlegmasie durant les premiers jours de son application; mais l'abondante suppuration qu'il détermine est toujours plus avantageuse que l'exaspération momentanée de l'inflammation n'a été nuisible. Les cantharides ne vont pas irriter les voies urinaires, lorsqu'on ne les applique pas durant l'intensité de la fièvre, ou du moins cet effet n'a lieu que très rarement. Le camphre que l'on administre empiriquement en frictions ou autrement pour empêcher ce fâcheux accident, peut plutôt concourir à le produire.

DEUXIÈME OBSERVATION.

Une dame, douée de la plus forte constitution, avait été habituellement soumise à l'action de certaines causes bien capables d'exalter sa sensibilité: passionnée pour la danse et les plaisirs, elle s'y livra d'abord avec excès; elle sentit ensuite vivement les plus légères inquiétudes, les moindres tracasseries domestiques, qui agissent quelquefois si fortement sur les personnes dont la sensibilité est déjà agacée. Enfin, nos révolutions politiques ayant plusieurs fois changé le sort de sa famille, qu'elle vit arriver aux plus hautes dignités et en descendre tout-à-coup, elle dut éprouver, par ces brusques retours de bonne et de mauvaise fortune, des impressions profondes. Sous l'influence de ces causes, la menstruation se supprima à l'âge de trente-cinq ans, cette dame étant mère alors de plusieurs enfans; et, en même temps, il parut des symptômes d'asthme, d'hystérie, d'hypochondrie, surtout à l'occasion des fortes impressions morales. Tout cet appareil morbide fut négligé ou résista au traitement.

A cinquante ans, une métrorrhagie se déclara : alors l'asthme et les symptômes irréguliers de l'irritation de la poitrine cessèrent, mais la malade conserva une fréquence habituelle du pouls et une sensibilité morale excessive, c'est-à-dire que des symptômes d'hypochondrie ou d'une irritation gastro-céphalique accompagnèrent encore l'irritation utérine. Cette dame, étant alors à Paris, consulta un des plus célèbres chirurgiens de cette capitale : la métrorrhagie fut regardée comme passive, et divers stimulans furent prescrits. Ces moyens exaltaient l'irritation dans l'estomac, dans l'encéphale et dans l'utérus; l'hémorrhagie utérine ne disparut plus que par intervalles, pour revenir ensuite plus forte, et cette dame ne cessa plus d'être malade.

Revenue dans son département, elle fut traitée simultanément par plusieurs médecins, qui tous furent d'accord pour continuer un traitement analogue à celui qui avait été commencé à Paris. Plus on maltraitait cette malheureuse, plus elle tourmentait ses médecins, et moins elle pouvait s'en passer; on la déclara donc *une importune*, *une malade imaginaire :* mais comme l'on voyait une hémorrhagie qui était continuellement exaspérée par les toniques, les astringens, etc., l'on prononça bientôt qu'elle portait un *vice organique* dans l'utérus, et qu'elle était *incurable*.

Ayant été consulté, en 1824, par cette dame, alors âgée de cinquante-quatre ans et jugée incurable depuis long-temps, je prescrivis un traitement antiphlogistique. Des sangsues furent appliquées, à plusieurs reprises, autour de la vulve ; des vésicatoires furent posés sur les bras ; un régime sévère, des boissons adoucissantes ou de la limonade secondèrent l'action de ces moyens.

Bientôt la malade se trouva beaucoup mieux : la fièvre disparut, les douleurs utérines se calmèrent ; les idées sinistres qu'elle se faisait sur son état cessèrent de la tourmenter ; elle revenait à l'espérance et reprenait de la gaieté ; elle avait de l'appétit, elle pouvait se promener : cependant un léger écoulement sanieux ou puriforme avait encore lieu par le vagin ; le toucher annonçait un gonflement et une sensibilité douloureuse au col de la matrice. Je proposai d'appliquer deux sétons à la région hypogastrique, ou mieux encore au périnée et dans la longueur des grandes lèvres. Malgré les bons effets des antiphlogistiques, l'on ne devait pas s'attendre à ce qu'une métrite aussi invétérée pût guérir sans une révulsion puissante et durable ; cette révulsion paraissait d'ailleurs nécessaire pour tâcher de prévenir une nouvelle extension de la phlegmasie, alors bornée ou concentrée dans l'utérus, et il y avait encore lieu d'espérer que les sétons aidés des antiphlogistiques, et surtout du régime, pourraient guérir entièrement cette irritation, cause de tous les accidens morbides. Quand même il y aurait eu désorganisation squirrheuse ou cancéreuse (ce que rien n'annonçait), l'on n'était pas fondé à déclarer cette maladie nécessairement incurable, et à s'abstenir de tout traitement rationnel. L'âge de cette dame me paraissait devoir favoriser sa guérison, quoiqu'on lise le contraire dans les livres ; car l'utérus étant, à cet âge, un organe peu important, et même inutile, ses maladies bien traitées doivent guérir, ou, si ce viscère est déjà désorganisé, l'on peut sans doute, en combattant encore l'irritation, s'opposer à son transport sur d'autres organes, et empêcher ainsi que les fonctions de l'économie soient sensiblement altérées.

L'on ne se rendit pas à ces raisons : les médecins ordinaires de la malade l'engagèrent au contraire à manger et à boire pour se fortifier, lui firent prendre des pilules de ciguë, des extraits astringens, l'eau de Rabel à dose excessive (vingt gouttes dans une potion), en un mot la ramenèrent aux stimulans, qui, pendant si long-temps, lui avaient été pernicieux. Bientôt la maladie empira rapidement : la métrorrhagie reparut tout-à-coup très abondante ; le pouls s'effaça ; le visage, auparavant brunâtre, prit une couleur de paille ou de cire jaune ; le marasme commença. Il paraît réellement que le moyen le plus sûr d'épuiser promptement un malade est de le soumettre, simultanément ou tour à tour, aux débilitans et aux stimulans : quelques uns de nos contemporains peuvent jouir de la gloire d'avoir fait cette découverte.

Je vis alors combien il devenait difficile de sauver cette malade ; je désirai ne plus me mêler de son traitement et la laisser abandonnée à son malheureux sort. Un médecin de la doctrine physiologique ne devrait jamais se compromettre jusqu'à vouloir traiter des malades concurremment avec les ennemis de cette doctrine, quand même ceux-ci lui feraient les concessions les plus flatteuses : il faut que les malades ou les parens se décident pour une secte ou pour l'autre. Je savais cela ; aussi n'avais-je cédé qu'aux plus vives sollicitations de la part de cette dame, en consentant à lui donner des soins concurremment avec des personnes qui ne pouvaient pas être de mon avis. Cependant on fit une réunion de tous ses médecins, et il fallut encore m'y trouver.

Les médecins, qui depuis long-temps avaient déclaré la malade incurable, pensèrent que le terme fatal approchait. Je leur dis que j'avais encore un faible reste d'espérance dans les sétons que j'avais conseillés trois mois auparavant. L'état de la malade me paraissait même encore favorable à l'application de ces moyens, qui était très urgente, si toutefois elle pouvait être avantageuse. Il n'y avait point de fièvre, la métrorrhagie était calmée ; mais le volume de la matrice pouvait en faire présager un prochain retour ; les forces n'étaient pas encore épuisées : cependant je pensai et je déclarai que la plus petite évacuation sanguine, soit par les sangsues, soit par un retour de l'hémorrhagie utérine, produirait cet épuisement et amènerait infailliblement la mort, avant que les sétons eussent opéré une action révulsive; que, par conséquent, il ne fallait pas appliquer de nouvelles sangsues, mais procéder de suite à l'application des sétons, si l'on se décidait à leur emploi. L'on reprochait à ces moyens l'inconvénient de faire souffrir inutilement une personne vouée à la mort, et de faire penser au public qu'on devait les employer plus tôt; mais la malade les voulait absolument : il fallut lui promettre de les appliquer. N'ayant point apporté d'aiguille à séton, j'abandonnai cette opération à mes confrères qui demeuraient auprès de la malade, et je quittai celle-ci, croyant qu'on lui appliquerait en effet ces révulsifs, comme il avait été dit; mais, au lieu de cela, on lui posa dix sangsues à la vulve : quelques jours après, l'on mit un petit séton au pli de l'aine...... Quelques jours plus tard, la malade n'existait plus.

Je m'abstiens de toute réflexion sur cette observation; je désirerais seulement connaître l'opinion de M. Broussais sur l'avantage que l'on peut tirer, dans ces sortes de cas, des antiphlogistiques et des révulsifs. Les maladies de l'utérus sont peut-être celles dont la médecine physiologique s'est le moins occupée.

Chirurgie. La médecine physiologique, qui ruinera peut-être les médecins, les chirurgiens, les apothicaires, mais qui sera très profitable à l'humanité, rendra plus rares les cas qui réclament les grandes opérations chirurgicales, déjà peu communs dans les campagnes et dans les petites villes. La lithotomie, les maladies calculeuses, sont inconnues dans ce département.

Le vulgaire doute souvent d'autant moins que ce qu'on veut lui faire croire se trouve plus absurde et plus invraisemblable. Ce n'est pas sur les questions litigieuses de la médecine qu'il règne des préjugés populaires; c'est au contraire sur les points où la science est arrivée à une précision et à une certitude en quelque sorte mathématique. Cette triste vérité, qui annonce un défaut général d'instruction, peut faire craindre que la médecine physiologique n'éprouve pendant long-temps encore de puissans obstacles. C'est pour la brûlure que telle commère connaît un remède infaillible; c'est pour la coupure que telle autre connaît une feuille qui, mise dans la plaie, la fera cicatriser, etc. Des *rhabilleurs* traitent, dans toute l'étendue de ce département et dans toutes les classes de notre société, les entorses, les distensions, les contusions de la poitrine, que l'on nomme *côtes cassées* ou *enfoncées*, celles de l'abdomen, que l'on nomme *chute de l'estomac*, etc., par des emplâtres de poix de Bourgogne, ou bien au moyen d'étoupes battues avec des œufs. Le public ignorant croit que ces charlatans possèdent un secret pour traiter des maladies si simples. La confiance aveugle ou l'amour du merveilleux sont causes que beaucoup de personnes, qui avaient de légères contusions, ne sentent plus aucune douleur, et crient au miracle en sortant de chez le rhabilleur. Mais un grand nombre aussi de ces personnes crédules laissent se former des pleurésies, des gastrites et d'autres inflammations graves, sous les vains emplâtres qu'on leur applique, et souvent elles ne s'adressent aux médecins que lorsque ces maladies sont devenues incurables.

Les fractures et luxations sont encore traitées par cette espèce de jongleurs. L'habitude qu'ils ont de traiter ces lésions fait croire qu'ils doivent mieux réussir que les chirurgiens : c'est la raison de la partie du public qui ne veut point croire au secret. Il ne peut pas résulter de là un grand inconvénient, quand ces lésions sont traitées suivant les règles de l'art; mais souvent elles ne le sont pas, et alors les blessés meurent ou restent estropiés. L'habitude ou l'expérience du rhabilleur sont donc fautives, s'il ignore l'anatomie et les procédés de la chirurgie, relativement aux fractures et aux luxations, ou si, étranger à la médecine, il ne sait point prévenir ou traiter les accidens qui peuvent résulter de ces lésions physiques. Que de travers dont il sera longtemps encore impossible de guérir la société!

IMPRIMERIE DE LACHEVARDIERE FILS,
RUE DU COLOMBIER, N° 30, A PARIS.

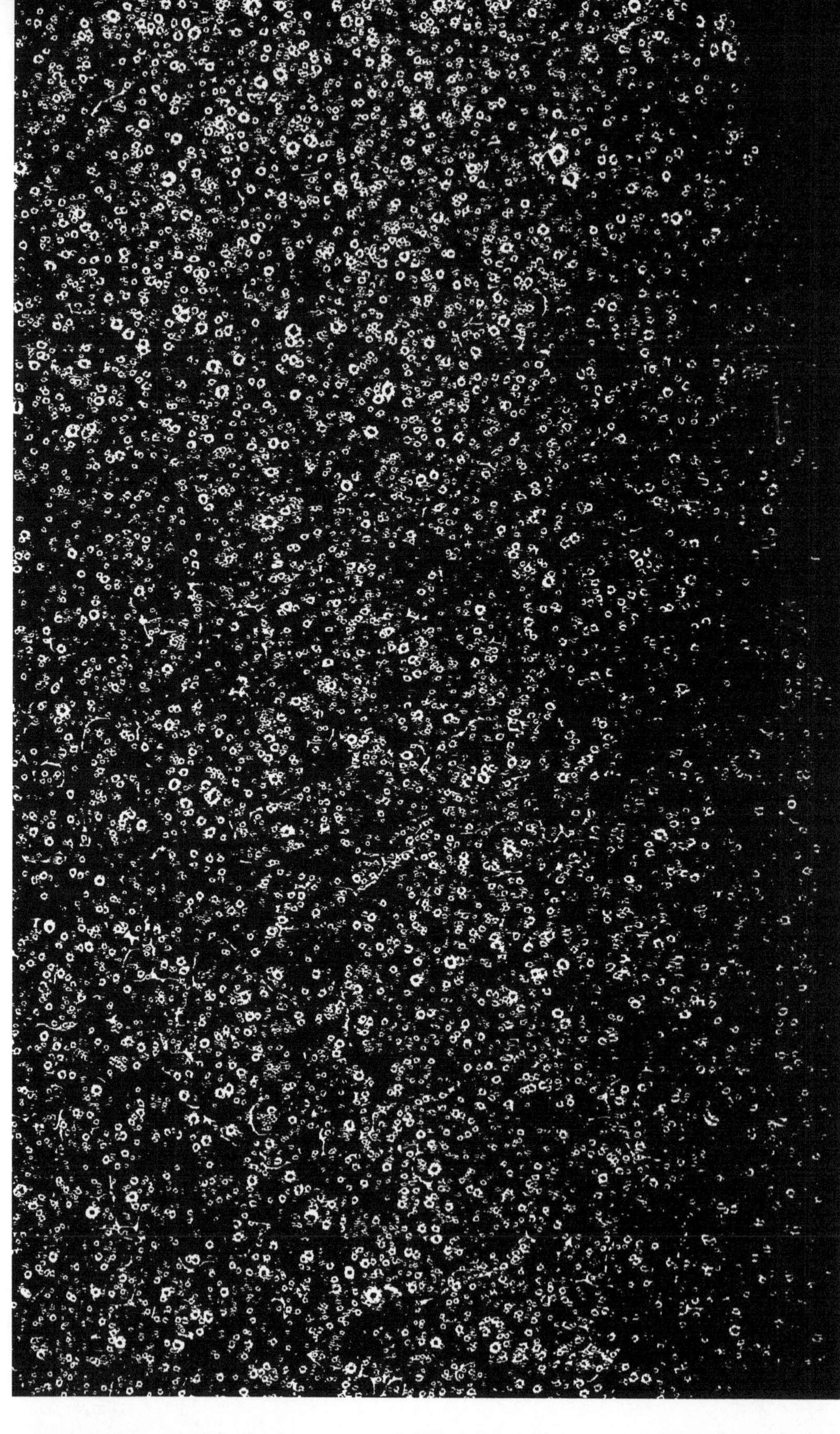

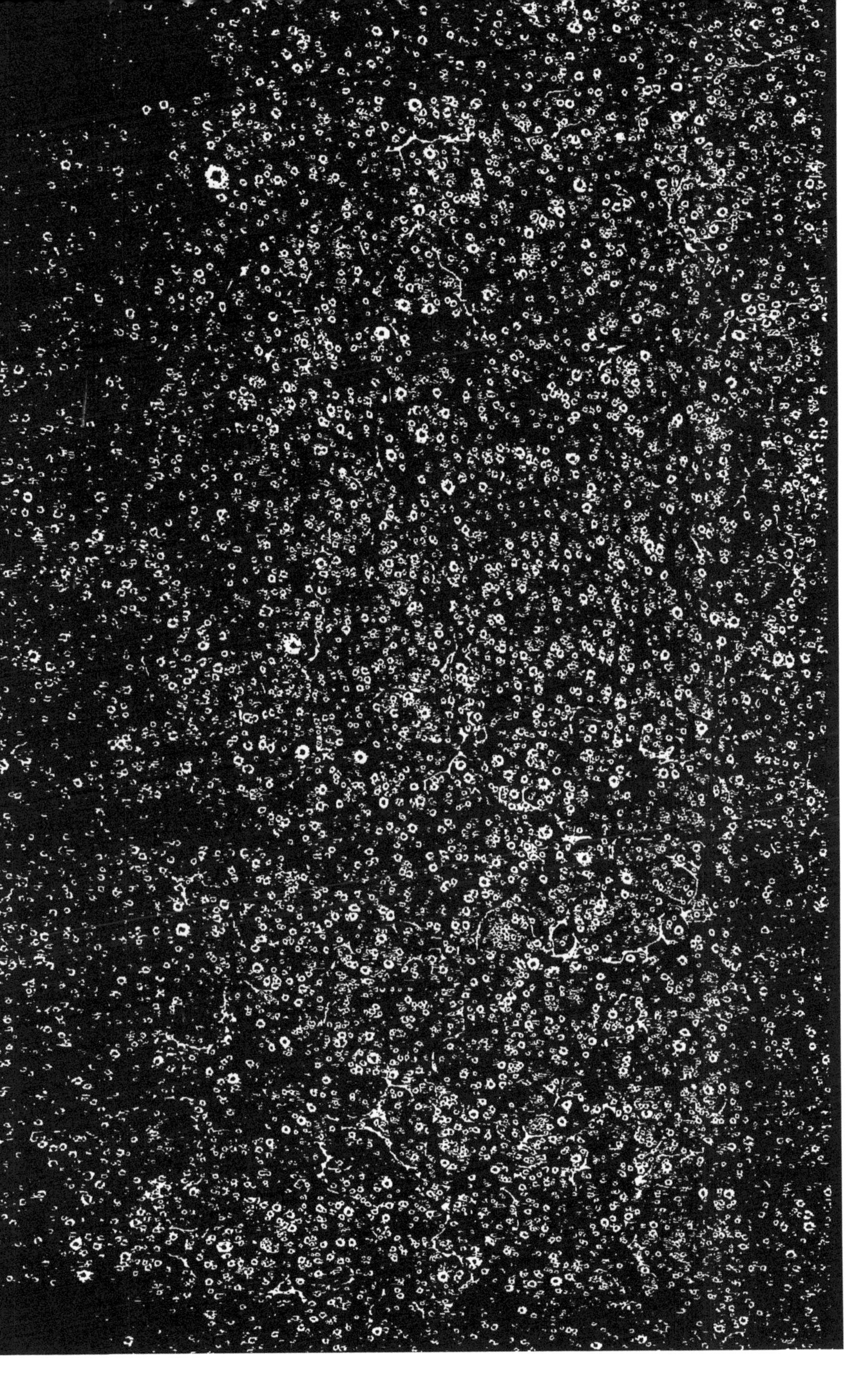

BIBLIOTHEQUE NATIONALE DE FRANCE
3 7531 00194355 5

www.ingramcontent.com/pod-product-compliance
Ingram Content Group UK Ltd.
Pitfield, Milton Keynes, MK11 3LW, UK
UKHW020205200726
13856UKWH00003B/1210

9 782012 476363